中等职业教育产教融合新形态教材——养老服务类

老年应急救护

主　编　钟　韬　王　月　田奇恒
副主编　聂麟懿　郑　蕾　宋新伟
　　　　吴云蔚　陈文琪　胡　迪
　　　　陈　珍

西南交通大学出版社
·成　都·

内容简介

《老年应急救护》是专为老年人急救护理编写的指导手册，内容涉及老年人家庭环境安全设置、老年常见病应急处理、突发意外救援等多个关键领域，并配备了紧急状况的快速识别与初步应对方法。此外，书中还提供了老年人日常健康管理的实用建议。本书采用简明的语言配合直观的图解，旨在让读者轻松掌握急救知识，确保在紧急时刻能为老年人提供迅速且有效的援助。

图书在版编目（CIP）数据

老年应急救护 / 钟韬，王月，田奇恒主编. -- 成都：西南交通大学出版社，2025.6. --（中等职业教育产教融合新形态教材）-- ISBN 978-7-5774-0442-4

Ⅰ．R459.7

中国国家版本馆 CIP 数据核字第 2025SL1919 号

中等职业教育产教融合新形态教材
Laonian Yingji Jiuhu

老年应急救护

主 编 / 钟 韬 王 月 田奇恒	策划编辑 / 梁志敏
	责任编辑 / 梁志敏
	责任校对 / 蔡 蕾
	封面设计 / 阎冰洁

西南交通大学出版社出版发行
（四川省成都市金牛区二环路北一段 111 号西南交通大学创新大厦 21 楼　610031）
营销部电话：028-87600564　　028-87600533
网址：http://www.xnjdcbs.com
印刷：四川煤田地质制图印务有限责任公司

成品尺寸　185 mm × 260 mm
印张　17.5　　字数　395 千
版次　2025 年 6 月第 1 版　　印次　2025 年 6 月第 1 次

书号　ISBN 978-7-5774-0442-4
定价　48.00 元

课件咨询电话：028-81435775
图书如有印装质量问题　本社负责退换
版权所有　盗版必究　举报电话：028-87600562

前　言

随着社会老龄化进程的加快，老年人的健康与安全已成为家庭和社会共同关注的焦点。日常生活中，老年人因身体机能衰退、慢性疾病高发、反应能力减弱等因素，面临更高的健康风险和意外伤害可能。如何在突发状况下迅速采取科学、有效的急救措施，不仅是专业医护人员的责任，更是每一位家庭成员和护理者应具备的能力。《老年应急救护》的编写，正是为了回应这一迫切需求，为守护老年人生命安全提供一份实用、详尽的急救指南。

本书以"预防为先，急救为盾"为核心理念，从居家安全、常见急症到突发意外三大维度构建知识体系。模块一聚焦家庭环境安全，通过居室布局优化、饮食用药规范等细节，帮助读者消除隐患，筑牢安全防线；模块二针对心脑血管急症、癫痫、哮喘等老年人高发疾病，提供症状识别与应急处理的标准化操作流程；模块三则涵盖跌倒、烫伤、冻伤等意外场景的救护策略，形成从风险预防到紧急干预的闭环管理。书中每个任务均采用"识别 — 判断 — 行动"的逻辑链条，搭配步骤图解与要点标注，力求让复杂的医学知识转化为可操作的"急救清单"。

我们深知，急救不仅是技术，更是与时间的赛跑。每一次正确的按压、每一秒及时的判断，都可能为生命赢得转机。本书致力于帮助读者在慌乱中快速定位关键步骤；同时融入老年人心理安抚技巧、急救后康复管理等延伸内容，体现"全周期关怀"的编写初衷。在案例选取上，我们结合真实救护场景，反复验证操作的科学性与可行性，确保每一项教学内容都经得起实践检验。

本书的诞生凝聚了临床医护专家、老年护理学者及社区工作者的共同智慧。我们期待，这份指南能成为家庭药箱旁的必备手册，养老机构中的培训教材，希望通过本书的引导，每位读者都能成为老年人健康和安全的守护者。

《老年应急救护》编写团队
2025 年 3 月

目 录

模块一　老年人家庭环境安全与应急救护 ……………………………………… 001

　任务1　健康安全的生活环境 …………………………………………………… 002
　　　任务1-1　协助老年人进行居室布置及日常生活安全指导 ………………… 003
　　　任务1-2　煤气中毒的应急救护 …………………………………………… 011
　任务2　饮食卫生与食品安全 …………………………………………………… 020
　　　任务2-1　促进老年人饮食卫生与食品安全 ……………………………… 021
　　　任务2-2　急性食物中毒的应急救护 ……………………………………… 032
　任务3　用药安全 ………………………………………………………………… 044
　　　任务3-1　对老年人进行药物保存及服用的安全指导 …………………… 045
　　　任务3-2　老年人误服药物的应急救护 …………………………………… 055
　　　任务3-3　协助老年人配备及使用家庭急救箱 …………………………… 063

模块二　老年人常见病症的应急救护 …………………………………………… 072

　任务1　发热 ……………………………………………………………………… 073
　　　任务1-1　体温的测量与判断 ……………………………………………… 074
　　　任务1-2　为老年人进行物理降温 ………………………………………… 083
　任务2　晕厥 ……………………………………………………………………… 094
　　　任务2-1　晕厥的识别 ……………………………………………………… 095
　　　任务2-2　老年人发生晕厥的应急救护 …………………………………… 102
　任务3　急性冠状动脉综合征 …………………………………………………… 109
　　　任务3-1　急性冠状动脉综合征的识别 …………………………………… 110
　　　任务3-2　老年人发生急性冠状动脉综合征的应急救护 ………………… 117
　任务4　心搏骤停 ………………………………………………………………… 125
　　　任务4-1　心搏骤停的识别 ………………………………………………… 126

        任务 4-2　老年人发生心搏骤停的应急救护 ……………………………… 132
　　任务 5　老年脑卒中患者的识别与应急救护 ………………………………………… 144
        任务 5-1　脑卒中的快速识别 …………………………………………………… 145
        任务 5-2　脑卒中的应急救护 …………………………………………………… 152
　　任务 6　气道异物梗阻 ………………………………………………………………… 158
        任务 6-1　气道异物梗阻的识别 ………………………………………………… 159
        任务 6-2　气道异物梗阻的应急救护 …………………………………………… 169
　　任务 7　癫痫发作 ……………………………………………………………………… 178
        任务 7-1　癫痫发作的识别 ……………………………………………………… 179
        任务 7-2　老年人癫痫发作的应急救护 ………………………………………… 186
　　任务 8　支气管哮喘 …………………………………………………………………… 194
        任务 8-1　支气管哮喘的识别 …………………………………………………… 195
        任务 8-2　老年人支气管哮喘发作时的应急救护 ……………………………… 202

模块三　老年人突发意外的应急救护 …………………………………………………… 209

　　任务 1　跌倒与坠床的预防与判断 …………………………………………………… 210
        任务 1-1　老年人的安全防护基本规范 ………………………………………… 211
        任务 1-2　老年人发生跌倒或坠床的应急救护 ………………………………… 219
　　任务 2　老年人的创伤出血与止血 …………………………………………………… 228
        任务 2-1　创伤出血的快速判断 ………………………………………………… 229
        任务 2-2　老年人发生创伤出血的应急救护 …………………………………… 237
　　任务 3　烫伤 …………………………………………………………………………… 247
        任务 3-1　烫伤的预防与判断 …………………………………………………… 248
        任务 3-2　老年人发生烫伤的应急救护 ………………………………………… 254
　　任务 4　冻伤 …………………………………………………………………………… 262
        任务 4-1　冻伤的预防与判断 …………………………………………………… 263
        任务 4-2　老年人发生冻伤的应急救护 ………………………………………… 268

参考文献 …………………………………………………………………………………… 274

模块一

老年人家庭环境安全与应急救护

模块描述

随着年龄增长,老年人的身体机能逐渐衰退,听力、视力、反应力等多方面都大不如前。这不仅给他们的日常生活带来诸多不便,更在家庭生活中埋下了极大的安全隐患。例如,由于居家环境及安全意识薄弱带来的用气、用电的风险;由于缺乏饮食卫生与食品安全常识,造成的食物中毒;由于缺乏用药安全常识,造成的药物误服,药物保存不当等。本模块主要讲述如何为老年人营造安全舒适居家环境;开展老年人居家安全指导,增强老年人的安全意识;科学应对老年人在家庭中的突发风险,是提升老年生命质量的重要途径,也是积极预防和应对居家安全风险的重要措施。

学习目标

了解:
- ◇ 煤气中毒的概念及症状。
- ◇ 常见的食物中毒类型及原因。
- ◇ 药物的保存方法。

熟悉:
- ◇ 老年人日常居室安全的布置要点及居家安全生活指导要点。
- ◇ 老年人饮食卫生与食品安全的促进方法。
- ◇ 老年人药物保存及服用的安全指导。

掌握:
- ◇ 老年人煤气中毒的应急救护措施及防范方法。
- ◇ 老年人急性食物中毒的应急救护措施及防范方法。
- ◇ 老年人误服药物的应急救护措施及防范方法。
- ◇ 家庭急救药箱的配备。

任务1　健康安全的生活环境

任务目标

知识目标：

- 了解煤气中毒的概念。
- 了解老年人日常居家安全生活指导要点。
- 熟悉煤气中毒的症状及预防措施。
- 掌握老年人居室安全的布置要点。
- 掌握煤气中毒的应急处理防范方法。

能力目标：

- 能评估老年人居室安全风险并协助老年人开展提升居室安全的布置、改造。
- 能对老年人开展居家安全生活指导教育。
- 能细致观察老年人居室生活中的不安全因素，帮助其排除隐患。
- 能对居家老人出现煤气中毒采取正确的应对措施开展应急救护。

素质目标

- 与老年人交流沟通时，具备良好的协调沟通能力。
- 评估工作中具备细致、严谨的工作态度。
- 工作中具备牢固的安全意识。
- 为老年人提供应急救护时，具备人文关怀的职业素养。

任务 1-1　协助老年人进行居室布置及日常生活安全指导

任务导入

79 岁高龄的李奶奶是一位独居老人，患有基础疾病，眼睛也不大好，日常的生活起居依靠每天上门 2 小时的民政托底家政阿姨，虽然居委会也经常上门查看关心，不过其余时间她独居在家仍然具有潜在的风险，万一发生意外跌倒、可燃气体泄漏、电线老化短路引发火灾等情况，后果不堪设想。

（案例来源：学习强国"虹口融媒号"2023-04-01）

请你帮助李奶奶对其居室安全进行评估，提出居室布置改造建议并向李奶奶进行生活安全指导。

任务分析

一、老年人不同时期对居室环境安全的需求

老年人身体机能随着年龄的日益增长逐步下降，生活的自理能力逐步减弱。根据老年人的自理能力变化，其对应的居室环境安全需求有所不同，如下表所示：

表 1-1-1　老年人不同时期的居室环境安全需求

时期	身体活动表现	居住环境安全需求
自理期	吃饭、穿衣、如厕、移动、洗浴等完全依靠自己完成；外出活动、食物烹饪、衣物清洗、家务维持等活动能力正常	提升家居环境安全性，做好防滑、防摔改造。伴随年龄增长，可增加扶手等设施，提升通过性
半自理期	吃饭、穿衣、如厕、移动、洗浴等需要借助扶手、轮椅等辅助设备；上下床、打扫卫生等无法完全依靠自己完成。外出活动、食物烹饪、衣物清洗、家务维持等活动部分需要协助	进行全面的适老化改造，除了提升安全性和通过性之外，增设包括洗浴扶手、花洒、马桶等主要设施，以及进行部分家具的高度调整
介护期	吃饭、穿衣、如厕、移动、洗浴等活动需要他人帮助进行；外出活动、食物烹饪、衣物清洗、家务维持等活动无法完成	改善居家安全性、通过性之余，重点需要进行床具改造，增加呼叫设施、升降设施等

二、老年人居室安全的布置要点

1. 保证良好的通过性

（1）调整家具位置，避免杂物堆放，保证室内各区域的通道留出足够的行走空间。如果家中老年人使用轮椅，室内通道应该满足轮椅通过性及担架自由回转所需的最小宽度。

（2）门的选择上，推拉门优于平开门，不宜选择玻璃门；门把手选择"L"形；门宽需满足轮椅通过性；室内不设门槛。

（3）地面平坦无障碍物，消除明显高低差；如果家中有老年人使用轮椅，需考虑因高差增设小坡道。

2. 设置防撞防摔设施

（1）室内地面应选用平整、防滑、耐磨、不反光的材料。

（2）家庭生活中要时刻保持地面干燥，防止水渍、油渍造成老年人跌倒。

（3）居室内有楼梯的情况，应安装圆形截面扶手，扶手需连续安装；楼梯踏步应有醒目的提示标识。

（4）卫生间、浴室的马桶、盥洗盆、花洒等重点区域必要时设置手扶抓手（见图1-1-1）。

（5）所有外露的建筑构造、尖角，包括墙角、家具等应采用倒圆角设计。

（6）家中如果选择使用地垫，应避免其厚度过大和边缘翘起；在卫生间、厨房等区域如需使用地垫，应该使用专用的防滑地垫。

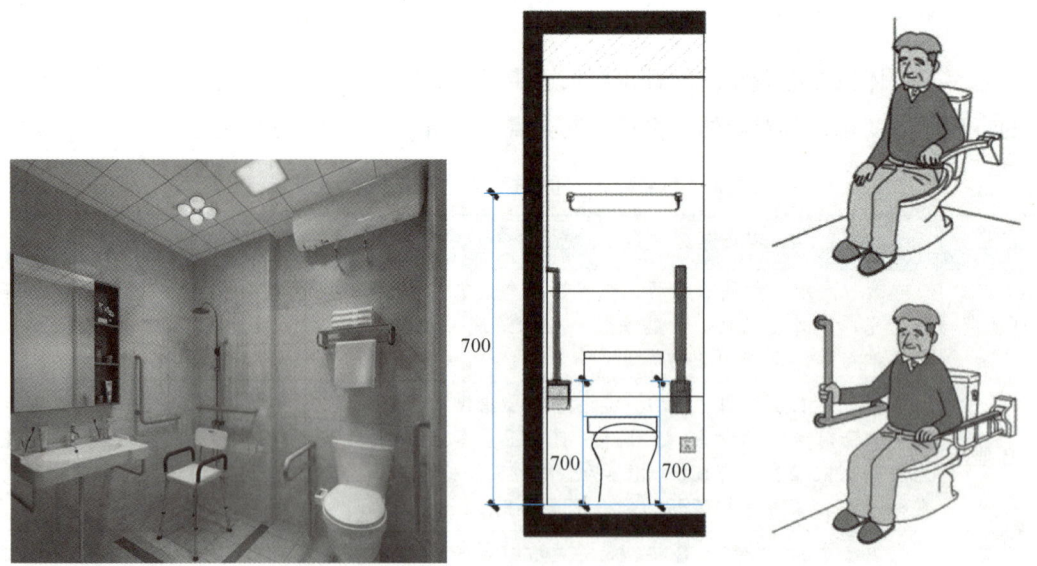

图1-1-1 卫生间设置扶手（单位：mm）

3. 安装安全报警装置

（1）卧室和卫生间设置紧急呼叫报警按钮。
（2）厨房设置煤气探测报警装置以及火灾探测报警装置。

4. 保证适宜的灯光照明

（1）卫生间、玄关处、过道处可设置低位感应照明。
（2）避免采用射灯光源，选用柔和漫射的光源。
（3）室内避免反光性强的材料。

5. 选择舒适安全的家具

（1）床、沙发以及座椅高度和软硬要适中，尽量有扶手和靠背，方便老人起身和落座。
（2）座椅的重量要适宜，重量过轻难以保持稳定性；避免用带滑轮的转椅。
（3）对于家中不能自理的老年人，要换成合适的护理床，在功能选择上宜选取具有背起和背降功能的，便于帮助老人变换体位，还应注意在床的周围加防护栏。
（4）避免使用大面积的玻璃家具。

三、老年人日常居家安全生活指导要点

1. 安全用电

（1）不要购买"三无"的假冒伪劣家用电器。
（2）家中电器应有安全可靠的电源线插头。
（3）不要用湿手接触带电设备，不要用湿布擦拭带电设备（见图 1-1-2），电视机开机后不要用湿布接触荧光屏，以免显像管爆炸。
（4）不要私拉乱接电线，不要随便移动带电设备。
（5）检查和修理家用电器时，必须先断开电源，老年人最好不自行检查修理电器，而是请求专业人士帮助。
（6）家用电器或电线发生火灾时，应先断开电源再灭火。
（7）手机或其他电器充电充满后应拔掉插头，以免发生爆炸或短路事故，尽量少用兼容电池。
（8）使用电熨斗时或使用后不能立即放置在易燃物品上，用后应立即切断电源，严防高温引起火灾。
（9）使用吸尘器时注意电缆的挂、拉、压、踩，防止绝缘损坏；及时清除垃圾或灰尘，

防止吸尘口堵塞烧坏电机。

（10）使用电热毯，应防止弄湿，减少折叠次数，避免折断电热丝，通电时间不能过长，使用完后，一定要拔掉电源插头。

（11）电吹风机在通电使用时，人不能离开，更不能随手放置在台板、桌凳、沙发、床垫等可燃物上（见图1-1-3）；电吹风机使用完后切记要将电源线从电源插座上拔下来。

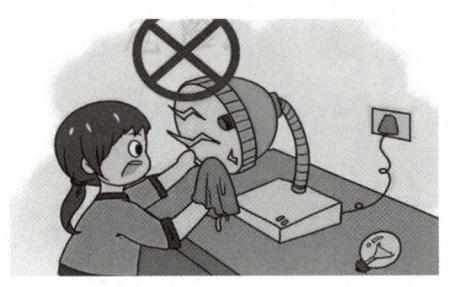
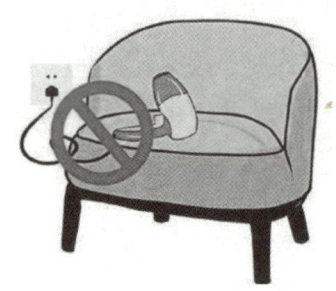

图1-1-2　错误用电行为（一）　　　　　图1-1-3　错误用电行为（二）

2. 安全用火

（1）勿随意倾倒液化气残液。

（2）居家生活中，请勿乱扔烟头、勿躺在床上吸烟。

（3）家用电器或线路着火，要先切断电源，再用干粉或气体灭火器灭火，不可直接泼水灭火，以防触电或电器爆炸伤人。

（4）油锅着火，千万不能用水灭火，应立即关闭炉灶燃气阀门，直接盖上锅盖或用湿抹布覆盖灭火（见图1-1-4）。

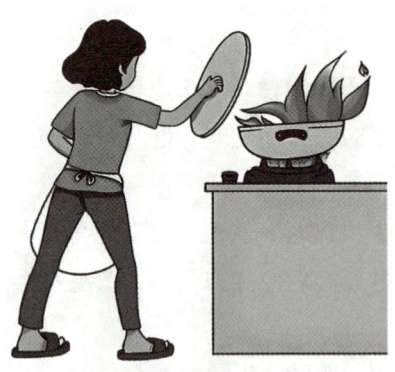

图1-1-4　油锅着火的处理

（5）如果发现火灾，应迅速拨打火警电话119，报警时要讲清详细地址、起火部位、着火物质、火势大小、报警人姓名及电话号码,并派人到路口迎候消防车。

3. 安全用气

(1)使用燃气时,应注意通风换气,不使用时必须关闭燃气用具开关。

(2)要经常检查自家煤/燃气开关与软管接口连接处有没有漏气,厨房是否有煤气漏出时所特有的臭味。如果怀疑漏气,可以把肥皂水涂抹在可疑的位置进行检查,如被检查处冒出肥皂泡,就证明确实发生了漏气。千万不能用点火的办法来检查是否漏气,以免漏进空气中的煤气遇到明火发生燃爆(见图1-1-5)。

(3)使用电子开关的灶具时,要在听到点火的声音后检查火是否已点燃。

(4)煮饭、烧水要有专人看护,防止风吹、水溢出后将火焰熄灭,从而导致燃气泄漏。

(5)不要在有煤气设施的房间搭床睡觉,以防燃气泄漏造成缺氧引起中毒。

(6)使用燃气热水器时,应把热水器安装在通风良好的环境中,严禁安装在浴室里。洗浴时应打开排气扇或窗户。发现家人进入浴室时间过长,就要引起警觉。

(7)使用家用燃气热水器时,不要选用直排式燃气用具,而要选用强制排烟式热水器,并应请专业人员安装。

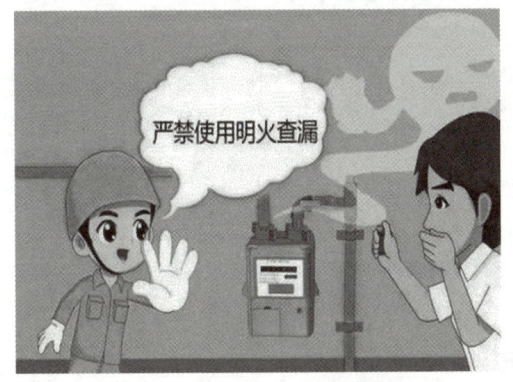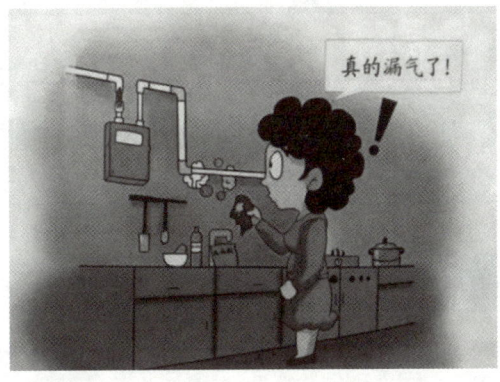

图1-1-5 燃气泄漏的检查

任务实施

实施环节	实施要求	注意事项
准备	1. 物品准备：评估记录表、鞋套、笔、安全宣传手册等。	
	2. 人员准备：着装规范整洁，具备良好的沟通能力，能够与老年人顺畅交流。	
	3. 事前沟通：与老年人/家属做好沟通解释，约定上门评估时间。	
评估居室环境	1. 结合居室安全布置要点，评估老年人居室通过性情况，并记录。	
	2. 结合居室安全布置要点，评估老年人居室易导致跌倒摔伤的风险情况，并记录。	
	3. 结合居室安全布置要点，评估老年人居室安全报警装置情况，并记录。	
	4. 结合居室安全布置要点，评估老年人居室灯光照明情况，并记录。	
	5. 结合居室安全布置要点，评估老年人居室家具使用安全情况，并记录。	
沟通讨论	与老年人深入沟通，结合评估记录，提出居室安全改造建议，并听取老年人的意见，共同讨论改造方案。	
居室布置	协助老年人对当前的居室环境进行布置或改造，提升其居家安全性。	
开展安全指导	结合老年人日常居家安全生活指导要点内容，对老年人开展用水、用电、用气的安全指导，增强老年人的安全意识。	
整理	整理用物，向老人致谢，离开。	

任务习题

1. 单选题：老年人居室内，下列哪种类型的门是最佳选择（　　　）。
   A. 推拉门　　　　　　　　B. 平开门
   C. 玻璃门　　　　　　　　D. 防盗门

2. 多选题：下列关于老年人居室环境布置正确的有（　　　）。
   A. 老年人的卫生间、浴室的马桶、盥洗盆、花洒等重点区域必要时设置手扶抓手
   B. 老年人房间的光线越亮越好，最好使用射灯
   C. 老年人的卧室和卫生间设置紧急呼叫报警按钮
   D. 避免使用大面积的玻璃家具

3. 思考题：
当老年人不接受你提出的居室布置安全改进建议时，你应该怎么做？

任务小结

任务名称	协助老年人进行居室布置及日常生活安全指导	姓名		学号	
学习目的	1. 了解老年人对居室环境安全的需求。 2. 熟悉老年人日常居家安全生活指导要点。 3. 掌握老年人居室安全的布置要点。 4. 能评估老年人居室安全风险并协助居家老年人进行提升居室安全性的简单布置。 5. 能对老年人开展居家安全生活指导。					
学习内容					
适老化住宅的概念					
老年人不同时期对居室环境安全的需求要点					
老年人居室安全环境营造要点					
老年人居家生活安全指导要点					
居室安全环境营造与生活安全指导的实施					

任务实践

任务名称	协助老年人进行居室布置及日常生活安全指导	姓名		学号	
实践时间			实践地点		
实践要求	结合任务实施流程,开展实践练习。对自己的住所进行居室安全评估并提出布置改造建议。				
实践过程记录					
实践心得体会					
教师评价					

任务 1-2　煤气中毒的应急救护

任务导入

2022年2月19日，吉林省延边州和龙市公安局勇化派出所接到某群众打电话求助称：从早晨开始，他一直联系不上母亲，希望民警帮忙前往查看一下。接到求助后，民警立即前往老人家，刚进门，看到满屋都是烟，还有一股浓郁的煤气味，查看老人身体状态，发现老人安静地平躺在床上，嘴角歪斜，口水流湿了一大片，意识模糊，神志不清，生命体征岌岌可危，情况十分危急。

（案例来源：学习强国——吉林学习平台 2022-02-25）

面对上述紧急情况，你应该采取怎样的急救措施？

任务分析

一、煤气中毒的概念

一氧化碳中毒，俗称煤气中毒。冬春季节，人们常采用煤炉、火墙、炭火盆等各种方式取暖，一旦煤、木炭等燃烧不充分就会产生一种闻不出、看不见的一氧化碳气体。人体一旦吸入大量一氧化碳，就会引起组织缺氧，严重者可导致死亡。

二、煤气中毒的预防

（1）在安装燃气灶时，要检查燃气灶、管件等是否完好，如发现有破损、锈蚀、漏气等问题，要及时更换和修补。

（2）在使用煤炉取暖时，一定要安装烟筒。烟筒接口处要顺茬接牢（粗的一头朝向煤炉），严防漏气。

（3）要经常打开门窗通风换气，保持室内空气新鲜。

（4）每天晚上睡觉前务必检查燃气灶是否关好阀门。

（5）勿私自接装、改装燃气设备。

（6）定期检查燃气软管、接头。

（7）安装燃气漏气报警装置。

三、煤气泄漏的处理

（1）迅速关掉燃气总阀，打开门窗，加强通风（见图1-1-6）。

（2）杜绝一切火种，禁止使用一切电气开关。

（3）到室外打电话给燃气公司维修部。

（4）气味散尽后方可回屋内。

（5）切勿用火柴或打火机点火的方法寻找燃气管的漏气处。

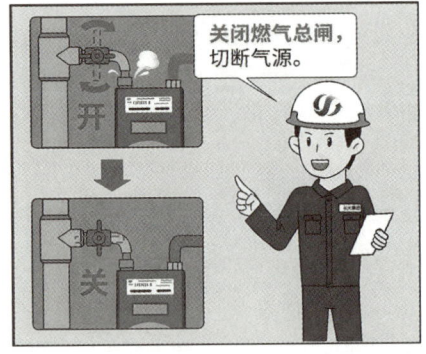
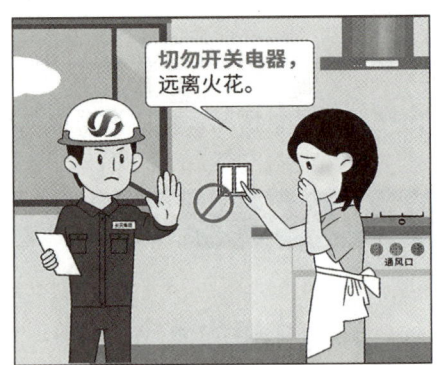
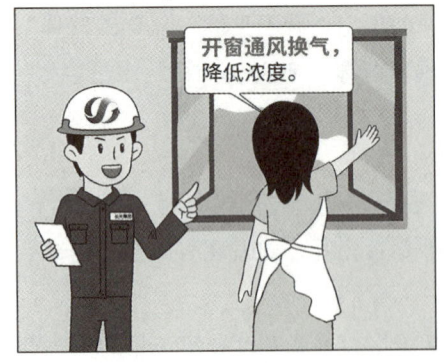
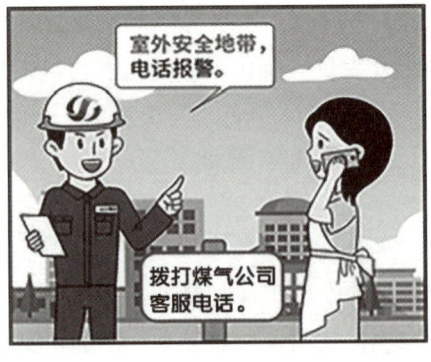

图1-1-6　燃气泄漏的处理方法

四、煤气中毒的症状

（1）轻度中毒。中毒者会感到头晕、头痛、眼花、全身乏力，这时如能及时开窗通风，吸入新鲜空气，症状会很快减轻、消失。

（2）中度中毒。中毒者可出现多汗、烦躁、走路不稳、皮肤苍白、意识模糊、老是感觉睡不醒、困倦乏力，如果采取有效措施，基本可以治愈，很少留下后遗症。

（3）重度中毒。中毒者神志不清，牙关紧闭，全身抽动，大小便失禁，面色口唇现樱红色，呼吸、脉搏增快，血压上升，心律不齐。极度危重患者可持续深度昏迷，脉细弱，不规则呼吸，血压下降，也可能出现 40 ℃高热，此时生命垂危，死亡率高。即使有幸存活，也会遗留严重后遗症。

任务实施

实施环节	实施要求	注意事项
做好个人防护	抢救人员应先采取个人防护措施，可用湿布、湿毛巾等捂住口鼻，不要穿带钉的鞋以防止走动时产生火星而引起爆炸。	
开窗通风	进入房间后立即打开房间门窗，使新鲜空气进入室内，保持通风换气。	
转移中毒老人	迅速把中毒老人从有燃气的房间移送到空气新鲜或空气流通的地方。	
保证中毒老人的呼吸畅通	解开中毒老人衣裤、胸衣、腰带等，保持其呼吸畅通。	
评估老人状况，采取急救措施	评估中毒老人状况，及生命体征。判断其是否已丧失知觉，应将其平放，实施心肺复苏术，同时拨打120急救电话。	
拨打急救电话通知家属	及时通知老人家属，告知其现状。如果老人已丧失知觉，立即拨打120急救电话。	见本任务【知识链接】
实施心肺复苏术（必要情况下），等待救援	必要情况下，为中毒老人实施心肺复苏术，等待医疗救援。	心肺复苏操作方法见"模块二任务4"

知识链接

如何拨打 120 急救电话

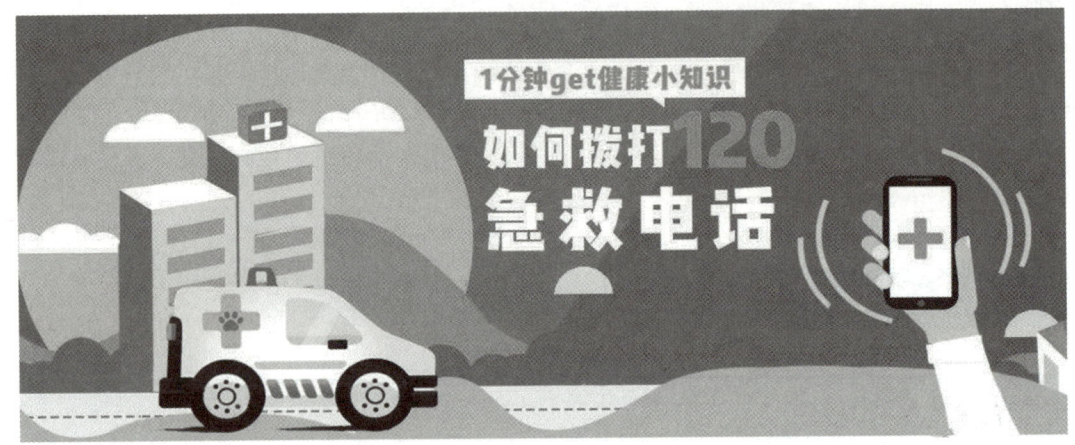

我国大部分城市都已开通医疗专用 120 急救电话，设 24 小时专人接听，接到电话可立即派出救护车和急救人员。这是病人在紧急情况下求助最方便快捷的方法。

1. 什么时候应该拨打 120

（1）心脏病突然发作，如严重的心律失常、心肌梗死、心绞痛、急性心力衰竭等。

（2）休克或虚脱，如面色苍白、冷汗淋漓、脉搏频弱、血压下降等。

（3）脑血管意外，如意识丧失、昏迷、中风、偏瘫等。

（4）大吐血、大咯血等。

（5）严重的呼吸困难或窒息，如异物阻塞呼吸道等。

（6）各种急性中毒，如食物中毒、药物中毒、农药中毒、服毒等。

（7）意外灾害，如雷击、溺水、触电、交通事故等各种工业伤、创伤、土建塌方挤压等。

（8）其他可能危及患者生命的情况，如严重烧伤、冻伤等。

2. 拨打 120 前的准备

（1）保持冷静。在紧急情况下，保持冷静至关重要，清晰的思维有助于更有效地与调度员沟通。

（2）准备信息。在拨打电话前，准备好以下信息：事发地点的详细地址，包括附近的显著标志物；患者的姓名、性别、年龄；你的联系电话，确保电话畅通。

3. 如何拨打120

（1）清晰表达。电话接通后，清晰、简洁地描述情况，包括患者的状况和事发地点，指明附近的明显标志物，留下通畅的联系电话以及病人的姓名、性别、年龄，以便急救人员与现场联络，指导自救；认真回答120调度员提出的问题。

（2）听从指导。认真听取并遵循120调度员的指示。调度员可能会提供紧急情况下的自救指导，这对抓住救命的黄金时间（4至6分钟）非常关键。

（3）保持通话。在调度员没有指示挂断电话前，不要自行挂断电话。这有助于调度员获取更多必要信息，并可能提供进一步的指导。

4. 等待救护车时的注意事项

（1）不要移动患者。除非调度员指示，否则不要尝试移动患者，不要把病人提前搀扶或抬出来，以免造成进一步的伤害。

（2）如果病人昏迷，应将病人就地放平，解开紧扣的衣领，使其头偏向一侧，出现呕吐时，及时清理口鼻呕吐物。如果病人呼吸、心跳停止，要立即给予胸外心脏按压、人工呼吸。如果病人疑似骨折，不要随意挪动伤者，避免造成二次伤害。

（3）疏通搬运病人的通道。需要搬运病人时，如果是深夜电梯停运的楼房，应先与物业沟通好，让他们打开电梯；若是走楼梯，则应尽量清理楼道，移除影响搬运的杂物，方便担架快速通行；若是单位有大门时，应提前请门卫打开大门。

（4）接应救护车。当听到救护车警笛声时，应站在阳台上或窗口，向急救人员招手呼唤，或直接派人在与急救人员约好的地点提前等待接车。若在20分钟内救护车仍未出现，可再拨打120。如病情允许，不要再去找其他车辆，因为只要120接到呼救，一定会派出救护车。

（5）持续沟通。保持电话畅通，以便急救人员到达前能与你联系，确认患者状况和具体位置。

5. 后续事宜

急救人员到达现场之后，家属或现场人员应详细地向急救医生介绍病情，协助急救人员展开急救。医生会针对患者情况进行初步检查、处理，然后决定是否立即转运。院前急救原则是就近、就急，在患者病情允许的情况下，可考虑家属意愿，优先考虑"就近"原则。抢救病人时，家属要理解配合，听从急救医生意见，因为有的情况下，要等患者病情稍稳定再转送医院，否则容易加重病情。协助安全转运时要准备好医疗费用、医保（农合）本、衣物等。若是服药中毒的病人，要把可疑的药物、容器带上；若是断肢的伤员，要带上离断的肢体等。

任务习题

1. 单选题：下列表现属于煤气中毒中度症状的是（　　　　）。
    A. 头晕、头痛、眼花、全身乏力
    B. 多汗、烦躁、走路不稳、皮肤苍白、意识模糊、老是感觉睡不醒、困倦乏力
    C. 中毒者神志不清，牙关紧闭，全身抽动，大小便失禁，面色口唇现樱红色，呼吸、脉搏增快，血压上升，心律不齐
    D. 昏迷，脉细弱，不规则呼吸，血压下降

2. 多选题：下列关于燃气泄漏的处理方式正确的是（　　　　）。
    A. 用火柴或打火机点火的方法寻找燃气管的漏气处
    B. 禁止使用一切电气开关
    C. 气味散尽后方可回屋内
    D. 在房间立即打电话给燃气公司维修部

3. 思考题：
老年人日常生活中造成煤气中毒的原因有哪些？如何帮助老年人预防煤气中毒的发生。

任务小结

任务名称	煤气中毒的应急救护	姓名		学号	
学习目的	1. 了解煤气中毒的概念。 2. 熟悉煤气中毒的症状及预防措施。 3. 掌握煤气中毒的应急处理方法。 4. 能对居家老人出现煤气中毒采取正确的急救措施。 5. 在为老年人提供应急救护时，表现出对老年人的人文关怀。					
学习内容					
煤气中毒的概念					
煤气中毒的预防					
煤气泄漏的处理					
煤气中毒的症状					
煤气中毒的应对措施					

任务实践

任务名称	煤气中毒的应急救护	姓名		学号	
实践时间			实践地点		
实践要求	结合任务实施流程,以小组为单位开展实践练习。模拟演练对煤气中毒的居家老人实施应急救护。				
实践过程记录					
实践心得体会					
教师评价					

任务拓展

1. 拓展案例

党的二十大报告指出，实施积极应对人口老龄化国家战略，发展养老事业和养老产业，优化孤寡老人服务，推动实现全体老年人享有基本养老服务。

一年前，朱奶奶家发生燃气泄漏，社区安全员手机上接到报警提示后，迅速赶往朱奶奶家，发现是煤气灶没关，燃气外泄触发了安装在厨房的报警器。"那次多亏有传感报警器，才避免了火灾的发生。"尽管事情已经过去一年多，但说起曾经的危险经历，浙江省杭州市西湖区古荡街道 92 岁的独居老人朱奶奶记忆犹新。

如今在西湖区，像朱奶奶一样的高龄老人都能享受到这份安全感。据了解，西湖区已为全区 80 周岁以上的孤寡独居重点老人免费安装电感、烟感、气感、红外设备，实时监测用电负荷等情况。同时，各个社区呼叫中心实行 24 小时云端值守，设立三级守护联动体系，形成了感知、警报、处置、跟踪的"智守护"闭环体系，实现了安全隐患从发现预警到联动智治全链条闭环。

2. 任务要求

认真阅读案例，积极思考并以小组为单位开展以下任务：

（1）思考老年人在居家环境中的常见风险有哪些？

（2）查阅资料，搜集国家近年来关于"居家养老适老化改造"相关政策和新闻；讨论并举例说明当前我国"智能化"设施设备在应对老年人居家风险方面的运用。

任务 2　饮食卫生与食品安全

任务目标

知识目标：

- 了解食物中毒的概念及特点。
- 了解食品卫生、食品安全、食品污染的相关概念。
- 熟悉不同类型食物中毒的预防措施。
- 熟悉食品污染的类型。
- 掌握不同类型食物中毒的特点和应对措施。
- 掌握食品卫生安全风险的预防要点。

能力目标：

- 能结合临床表现初步判断食物中毒原因。
- 能采取正确急救措施应对老年人的食物中毒。
- 能评估老年人居家食品卫生安全风险。
- 能对老年人开展居家食品卫生与安全健康指导。

素质目标：

- 与老年人交流沟通时，具备良好的协调沟通能力。
- 评估工作中具备细致、严谨的工作态度。
- 工作中具备牢固的安全意识。
- 为老年人提供应急救护时，具备人文关怀的职业素养。

任务 2-1　促进老年人饮食卫生与食品安全

任务导入

> 2022 年 3 月里的一天，72 岁的张爷爷被紧急送至医院。后经过多次血培养检测，同时腰椎穿刺检查脑脊液，最终确诊张爷爷患上了单核细胞增多性李斯特菌感染导致的脑干脑炎。ICU 医生给予相应的抗感染治疗，张爷爷的病情逐渐好转。
>
> 据张爷爷家属回忆，在发病前 10 天左右，张爷爷吃了冰箱里的隔夜饭菜后就浑身不舒服，起初是频繁腹泻，没几天就神志不清、身体不受控制……
>
> （案例来源：学习强国"扬子晚报"2022-04-29）

生活中，老年人常常由于对食品安全与卫生问题的不重视或对相关知识的缺乏，造成食源性疾病的出现。请结合本任务知识要点，开展健康指导，帮助老年人在日常生活中科学选购、加工处理、储存食品，促进老年人的饮食卫生与食品安全。

任务分析

一、食品卫生与安全的概念

（一）食品卫生

食品卫生是保证食品安全性和适合性，在食物链的所有环节必须采取的一切条件和措施。

（二）食品安全

1996 年 WHO 将食品安全解释为"对食品按其原定用途进行制作，和（或）食用时不会使消费者受害的一种担保"。安全的食品中不应含有可能损害或威胁人体健康的有毒、有害物质或因素，从而导致消费者急性或慢性毒害或感染疾病，或产生危及消费者及其后代健康的隐患。人类对食品的基本要求应该是"无毒、无害，符合应有的营养要求，具有相应的色、香、味、形等感官性状"。

二、食品污染

（一）食品污染的概念

食品污染是指食品受到有害物质的侵袭，致使食品安全性、营养性和（或）感官性状发生改变的过程。食品在生产、加工、储存、运输和销售等环节都可能由于各类原因造成食品污染的发生。被污染后，食品会出现感官性状的改变，营养价值的降低，产生的有毒有害物质甚至会影响人体健康，危及生命。

（二）食品污染的分类

根据食品污染物的性质，食品污染可分为生物性污染、化学性污染、物理性污染三种类型。

1. 生物性污染

生物性污染是指有害的病毒、细菌、真菌、寄生虫等污染食品。由细菌、霉菌等微生物产生的分解各种有机物的酶，可造成食品中的蛋白质、脂肪、糖类被分解，从而导致食品感官性质恶化，营养价值降低，引起腐败、霉烂、变质，以致完全不能食用，有的还会使人体过敏致病。生物性污染以微生物污染为主，危害较大。

（1）细菌。细菌种类繁多，生理特性多种多样，任何食品的生产环境都不可能做到绝对无菌。当细菌以食品为培养基进行生长繁殖时，可使食品腐败变质。据统计，在各类食物中毒事件中，以细菌性食物中毒最多。引起中毒的主要有沙门氏菌、肉毒杆菌、大肠杆菌、金黄色葡萄球菌等。

（2）真菌。真菌在自然界中广泛存在，有些真菌被应用于食品工业中，如酿酒、制酱、面包发酵等，但有些真菌也会通过食物给人体健康带来危害，主要有黄曲霉、青曲霉、麦角霉等。大米、玉米、花生非常易被黄曲霉菌或寄生霉菌污染，从而产生黄曲霉毒素。黄曲霉毒素毒性强，具有耐热性，一般烹饪不容易破坏，需在280 ℃时才可裂解。急性中毒主要抑制肝细胞DNA、RNA和蛋白质的合成，造成肝实质细胞坏死、胆管上皮增生、肝脂肪浸润及肝脏出血等急性病变，中毒者临床表现以黄疸为主，并有发热、呕吐、厌食，严重者出现腹水、下肢浮肿、肝脾肿大及肝硬化等现象，直至死亡。慢性中毒主要是长期少量摄入含有黄曲霉毒素食品造成，主要为生长障碍，肝脏慢性或亚急性损伤，常见肝细胞变性，肝纤维增生，形成结节，甚至肝硬化。黄曲霉毒素被认为是目前最强的化学致癌物，实验表明可诱发肝癌、胃癌、肾癌、直肠癌、乳腺癌、卵巢癌等。黄曲霉毒素污染的食品预防措施主要是防霉、去毒以及经常性地开展食品卫生监测。

（3）病毒。引起食物中毒和传染病的常见病毒有肝炎病毒和诺如病毒。病毒在体外没有生命，仅由一层外衣包裹着核酸。它通常吸附在易被感染细胞上并将自己的核酸注入细胞，在宿主内部繁殖出成千上万个病毒，从而破坏宿主细胞。病毒能迅速繁殖，还可存留相当长的时间，烹饪时充分加热可以消灭食物中的病毒。

（4）寄生虫。寄生虫是生活在动物或人体内的生物体，食物中常见的寄生虫有旋毛虫、肺吸虫、肝吸虫等。低温冷冻或彻底加热通常可以有效杀灭寄生虫。人感染寄生虫大多是由于生食、半生食等不良饮食习惯，或食物加热不彻底所致。

2. 化学污染

由于化学物质对食品的污染造成的食品质量安全问题为食品的化学性污染。化学污染物主要来自生产、生活和环境中的污染物（农药、有害金属、多环芳烃化合物、N-亚硝基化合物等）；从生产加工、运输、储存和销售工具、容器、包装材料及涂料等溶入食品中的原料材质、单体及助剂等物质；在食品加工储存中产生的物质，如酒类中有害的醇类、醛类等；滥用的食品添加剂等。

（1）农药污染。农药是指用于预防、消灭或者控制农业、林业的病、虫、草及其他有害生物，以及有目的地调节植物、昆虫生长的化学合成物，或是来源于生物、其他天然物质的一种或几种物质的混合物及其制剂。在食品表面及食品内部残留的农药及其代谢产物、降解物、衍生物等都称为农药残留。农药污染食品的途径如图 1-2-1 所示。农药残留进入机体可引起急性中毒、慢性中毒以及致畸、致癌、致突变作用。常见的农药包括有机磷、有机氯、有机汞、有机砷、氨基甲酸酯、拟除虫菊酯等；按照用途分为杀虫剂、灭鼠剂、除草剂、杀菌剂、落叶剂、植物生长调节剂等。蔬菜、水果中都可能存在农药残留，因此在食用前应当进行充分的清洗。

（2）兽药污染。在畜牧业中，抗生素在兽药和饲料添加剂中被广泛使用，它们一旦通过食物进入人体，就会明显影响人体内激素平衡，引起机体代谢紊乱，甚至会产生癌变、致畸效应。

（3）有毒重金属污染。有毒重金属污染食品的途径主要有以下几个方面：一是由于某些地区因地理条件特殊，其空气、水、土壤中某些有害金属的含量比较高；二是来自工业

"三废",直接或间接导致水土或食品的污染;三是食品生产、加工和运输、储存过程中,接触了含有金属污染物的设备、容器等;四是含金属元素的农药,如有机汞、有机砷等的使用造成食品的污染。食品常见的有毒重金属包括汞、镉、铅、砷,当这些有毒金属通过食物链在人体内累积到较高浓度后,就会造成人体慢性中毒。

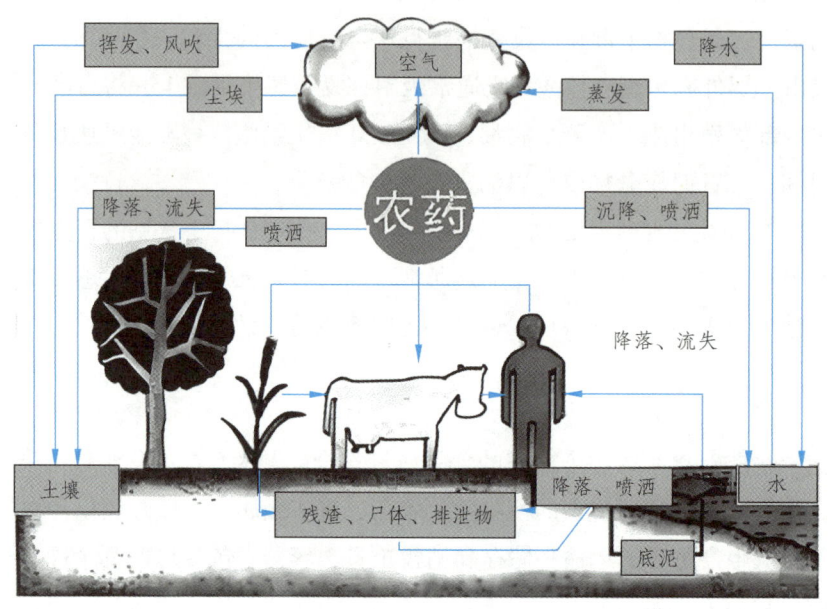

图 1-2-1　农药污染食品的途径

（4）食品添加剂污染。食品添加剂根据来源不同可分为天然食品添加剂和化学合成的食品添加剂。天然食品添加剂是利用动植物或微生物的代谢产物等为原料,经提取所得的天然物质。化学合成添加剂是通过化学手段,使元素或化合物发生包括氧化、还原、缩合、聚合、成盐等合成反应所得到的物质。目前使用的大多属于化学合成食品添加剂。食品添加剂在改变食品的感官性能、提高食品质量、增强食品营养方面有着重要作用,但如果在食品中混入有毒有害物质,或者食品添加剂的使用量超过限量标准,都会引起食品污染。

（5）包装材料污染。如今塑料制品被广泛运用于食品的包装,如生活中我们经常用到的食品保鲜膜、食品保鲜袋、快餐盒、饮料瓶等都属于塑料制品。常见的塑料制品有聚乙烯、聚丙烯、聚苯乙烯、聚氯乙烯、聚碳酸酯、三聚氰胺甲醛、脲醛、聚对苯二甲酸乙二醇酯等。值得注意的是,有些塑料制品,如聚氯乙烯本身会产生毒害物质,并不适合做食品包装材料。

3. 物理性污染

物理性污染是除化学性污染物之外的杂物引起的食品污染，包括食品生产过程各个环节中，无意识进入食品中的杂物及有意掺杂和掺假，以及放射性物质通过各种途径进入食品中的食品放射性污染等。

三、食品污染对人体健康的影响

（1）引起食物中毒。误食有毒有害的污染食品，可引起食物中毒，造成人体出现非传染性的急性、亚急性疾病。食物中毒常伴随有呕吐、头痛、腹泻等肠胃炎病症，严重者昏迷、休克，甚至死亡。

（2）引起突变作用。造成食品污染的一些物质，如苯并芘、黄曲霉毒素和烷基汞化合物可使人体发生突变。突变发生在生殖细胞上，会使正常妊娠发生障碍，甚至不能受孕，胎儿畸形或早死；突变发生在体细胞上，可使在正常情况下不再增殖的细胞发生不正常增殖，从而构成癌变的基础。

（3）诱发癌症。造成食品污染的一些化学物质会诱发癌症，如多环芳烃化合物、芳香胺类、氯代烃类、无机盐类、黄曲霉毒素 B 和生物烷化剂等都是极强的致癌物质。

四、老年人食品安全指导要点

（一）食品的选购

（1）选择新鲜安全的食品。不要购买和食用来源不明及色、香、味、形等感官性状异常的食品，包装食品应在保质期内。

（2）通过正规渠道购买食品，拒绝过期食品、"三无"食品。

（3）购买粮豆类应注意，新鲜豆制品存放时间很短，夏季要注意及时冷藏保存。新鲜的豆腐块整齐，软硬适宜，质地细嫩，有弹性；鲜度变化，颜色会逐渐发暗，质地溃散，有黄色液体析出，发黏，变酸，产生异味。

（4）购买新鲜猪肉，要求肌肉光泽，红色均匀，脂肪洁白，外表微干或微湿润，不黏手，指压后凹陷立即恢复，具有鲜肉正常气味，肉汤透明澄清，脂肪团聚于表面。

（5）购买水产品应注意购买新鲜活产，以鱼产品为例，应体表光泽，鳞片完整，鳃色鲜红，鳃丝清晰，无异臭，眼球饱满凸出，角膜透明，肌肉坚实有弹性，黏膜呈鲜红色。

（6）购买新鲜鸡蛋，蛋壳清洁完整，灯光透视可见整个蛋呈橘黄色至橘红色，蛋黄不见或略见阴影。

（7）购买乳类，应在保质期内，符合国家相关消毒标准和卫生标准，色泽均匀呈乳白色或微黄色，无异味，无沉淀。

> **小贴士：食品安全之选购小妙招**
>
> 1. 看包装
>
>   产品包装严密无损、商标内容完整，品名、厂名、厂址、净重、主要成分、生产日期和保质期等清晰可见。
>
> 2. 看色泽
>
>   产品色泽应与品名相符，若其颜色过于鲜艳，失之自然，有可能是添加了过量色素所致，不要购买和使用。
>
> 3. 闻香味
>
>   产品香味应与品名相符，香气柔和，无刺鼻味道，若有异味，则表明已变质。
>
> 4. 品滋味
>
>   产品滋味适宜，不得有苦味、涩味、酒味(酒精饮料除外)。

（二）食品的加工处理

（1）去除农药残留。去除农药残留的方法有以下几种：一是通过清水冲洗浸泡，用微碱性的淘米水或洗涤剂对果蔬进行冲洗浸泡，通常先用水清洗表面再浸泡（不能少于10分钟），反复此程序2~3次，一般能够清除大部分的农药（注意，洗涤的过程中，不要把菜叶揉破，以免造成菜叶内部的二度污染）；二是去除外叶，对于包叶类蔬菜，如大白菜、卷心菜，可将最外面的菜叶剥掉，即可去除附着在最外层菜叶上的农药，带皮的蔬菜，如黄瓜、胡萝卜、冬瓜等，可先削去外皮再用清水洗净；三是热水焯烫，对一些难以去除农药残留的蔬菜，像芹菜、青椒、西兰花等，可先用清水洗净表面后放入沸水中焯烫2~5分钟捞出，再用清水冲洗1~2次，清除残留农药。

（2）避免生熟食品的交叉污染。加工生熟食品的用具（案板、刀具等）要分开使用。生熟食、新鲜与剩余食物要分开储存。在收拾生禽、生肉、生鱼之后，要再次洗手方可接触其他食品。

（3）注意加工餐具的消毒。加工食品的所有用具（刀、案板）表面必须保持干净，要勤洗晒干，避免霉菌。接触餐具和厨房用具的抹布应该在下次使用前彻底清洗，必要时煮沸消毒。

（三）食品的储存

（1）注意密封保存。长期储存的食品应放置在密闭容器中，避免老鼠、蟑螂、苍蝇等的污染。

（2）粮食防霉储藏。控制粮食水分是防霉的关键，一般粮粒含水量低于13%、玉米低于12.5%、花生低于8%时，霉菌不易生长繁殖。在存放粮食时，应该注意放在通风防潮的地方，避免粮食受潮发霉。

（3）新鲜果蔬低温储藏。新鲜果蔬应及时食用，储存时间过长可能因保存不当导致腐败和亚硝酸盐的产生。如果需要储藏，应剔除有外伤的果蔬，保持外形完整，进行低温保藏，防止腐败变质。

（4）使用冰箱冷藏保存应注意冰箱内部的清洁卫生，防止食品交叉污染。注意各类食品都有适当的保存时间，冷藏只能延缓但不能完全阻止食品的腐败变质。例如，采用0 ℃左右的冷藏，鸡蛋可保存数月，鲜肉保存1~2周，鲜鱼和鲜奶只能保存1~2天。

（5）选择食品的容器及包装材料，如果选择塑料制品，必须是符合国家规定食品级的，尽量选择PP、PE材质，避免使用非食品容器和包装材料。使用金属、搪瓷、陶瓷不适宜长时间存放酸性食品

（四）食品的烹饪

（1）食物要烧熟煮透，各部位的温度都必须达到70 ℃以上，特别是肉类、乳制品等易被病原菌污染的食品应彻底加热，煮透后食用。

（2）熟食品要再加热后方可食用。剩菜剩饭不宜储存太久，低温储存的食品必须回锅加热处理，回锅加热的温度至少要达到70 ℃。

（3）尽快吃掉做熟的食品。食品出锅后应尽快吃掉，夏秋季节在常温下存放不应超过4小时。

（4）选择适当的烹饪方式。避免烧烤、煎炸等烹饪方式，减少产生多环芳烃化合物对人体的伤害。多吃瓜果蔬菜，补充VC降低N-亚硝基化合物致癌风险。

> 知识链接

科学认识塑化剂，正确选用塑料餐具

聚乙烯保鲜膜塑化剂，也称增塑剂，是一种高分子助剂，因可以增加塑料制品的韧性而被广泛应用在塑料制品中。塑化剂种类繁多，常见的塑化剂是邻苯二甲酸酯类物质，其中被使用最多的是邻苯二甲酸二己（2-乙基己基）酯（DEHP）。邻苯二甲酸酯类塑化剂会干扰人体的内分泌，并对人类生殖健康造成损害。由于DEHP与雌激素结构相似，对男性而言，其危害主要是抑制雄性激素水平，降低精液质量；对女性而言，会干扰女性月经周期。另外，如果孕妇暴露在较高剂量的塑化剂中，将会影响胎儿的性别发育。

塑化剂进入人体最主要的方式就是通过食物摄入，其中和食品相关性较高的是包装材料。聚氯乙烯（PVC）塑料制品（塑料回收标识编号03）的塑化剂含量最高，因此国家明令禁止使用PVC食品保鲜膜直接包装肉食、熟食及油脂食品以及酒精类饮品，以免保鲜膜中的氯乙烯单体和塑化剂渗出污染食品，不过，不排除一些超市仍然在违规销售。PVC材质的保鲜膜只适合包裹一些冰鲜的果蔬，不可用来包裹油脂类食物。市面上最常见的保鲜膜是聚乙烯（PE）保鲜膜，其安全系数比较高，可在常温下用于包裹各类食物。因此，在选用保鲜膜时，应选用PE材质的保鲜膜。此外，也可采用聚丙烯（PP）材质（塑料回收标识编号05）的塑料制品盛装食物。另外，聚对苯二甲酸乙二酯（PET）类塑料（塑料回收标识编号01）为硬塑料，常见用于饮料瓶、油瓶等包装。这类塑料在低温下比较稳定，但在温度高于70 ℃时就可能释放有害物质（如锑），毒害人体。所以我们在使用PET塑料时，千万不能使用它加热或者盛放过热的食物。通常情况下，建议采用PET塑料制品盛装50 ℃以下的食物，并注意食用期限，以免引发健康问题。

任务实施

实施环节	实施要求	注意事项
准备	物品准备：食品卫生与安全宣传手册，相关标准等。	
	人员准备：着装规范整洁，具备良好的沟通能力，能够与老年人顺畅交流。	
询问沟通	了解老年人家庭基本情况（如家庭人口数量，是否在家做饭、吃饭，谁负责做饭，哪里买菜，剩菜处理方式等基本信息）。	
指导建议	1. 食品选购指导：结合食品安全指导内容对老年人开展食品科学选购的宣教及指导建议。	
	2. 食品加工处理指导：结合食品安全指导内容对老年人开展食品加工处理的宣教及指导建议。	
	3. 食品储存指导：结合食品安全指导内容对老年人开展食品储存的宣教及指导建议。	
	4. 食品烹饪指导：结合食品安全指导内容对老年人开展食品烹饪的宣教及指导建议。	
总结	总结宣教内容，整理用物，向老人致谢，离开。	

任务习题

1. 单选题：下列属于食品化学性污染的是（　　　）。

    A. 大肠杆菌污染

    B. 寄生虫污染

    C. 农药污染

    D. 包装材料污染

2. 多选题：下列关于黄曲霉毒素描述正确的有（　　　）。

    A. 黄曲霉毒素污染的食品预防措施主要是防霉

    B. 黄曲霉毒素需在 200 ℃时才可裂解

    C. 急性黄曲霉毒素中毒者临床表现以黄疸为主

    D. 黄曲霉毒素是极强的化学致癌物

3. 思考题：
如何指导老年人在生活中科学选用食品容器？

任务小结

任务名称	促进老年人饮食卫生与食品安全	姓名		学号	
学习目的	1. 了解食品卫生、食品安全、食品污染的相关概念。 2. 熟悉食品污染的类型。 3. 掌握食品卫生安全风险的预防要点。 4. 能评估老年人居家食品卫生安全风险。 5. 能对老年人开展居家食品卫生与安全健康指导。					
学习内容					
食品卫生与安全概念					
食品污染					
食品污染对人体健康的影响					
老年人食品安全指导要点					
指导老年人饮食卫生与食品安全的实施					

任务实践

任务名称	促进老年人饮食卫生与食品安全	姓名		学号	
实践时间			实践地点		
实践要求	结合任务实施流程,以小组为单位合理分工,对老年人开展居家食品卫生与安全健康指导的实践练习。				
实践过程记录					
实践心得体会					
教师评价					

任务 2-2　急性食物中毒的应急救护

任务导入

9月16日晚上7点多，潞河医院急诊接诊了两位老人，均有呕吐、流涎、手抖等症状，急诊科医生王浩天通过询问病史得知，两位老人当天下午在村子附近的公园遛弯儿，发现杨树林间地上冒出很多野蘑菇，便采了一些回家，晚饭时烹饪食用了。食用后约3小时出现了上述症状。根据多年工作经验，王医生初步判断两位老人疑似食物中毒，立即采取了对症治疗。由于这是一起疑似毒蘑菇中毒事件，他立即将病例上报到医院疾病预防控制科。

（案例来源：北京市卫生健康委员会"千万警惕，远离野生蘑菇！——潞河医院成功救治两例毒蘑菇中毒患者"2023-09-22）

假设上述案例中两位老年人的食物中毒症状发病于其入住的养老机构。作为照护人员，请采取相应措施为中毒老人开展应急救护。

任务分析

一、食物中毒的概念

食物中毒指摄入了含有生物性或化学性有毒有害物质的食物，或把有毒有害物质当作食物摄入后出现的非传染性疾病。食物中毒既不包括因暴饮暴食而引起的急性胃肠炎、寄生虫病以及经饮食肠道传染的疾病，也不包括因一次大量或长期少量多次摄入某些有毒、有害物质而引起的以慢性毒害为主要特征的疾病。

二、食物中毒的特点

食物中毒发生的原因各不相同，但发病具有下述共同特点：

（1）发病呈暴发性，潜伏期短，来势急剧，短时间内可能有多数人发病，发病曲线呈上升的趋势。

（2）中毒病人一般具有相似的临床表现，常出现恶心、呕吐、腹痛、腹泻等消化道症状。

（3）发病与食物有关，患者在近期内都食用过同样的食物，发病范围局限在食用该有毒食物的人群，发病曲线在突然上升之后即突然呈下降趋势，无余波。

（4）食物中毒病人对健康人不具传染性。

有的食物中毒具有明显地区性和季节性，例如，我国肉毒梭菌毒素食物中毒90%以上发生在新疆地区；副溶血弧菌食物中毒多发生在沿海各省；而霉变甘蔗和酵米面食物中毒多发生在北方。食物中毒全年皆可发生，但第二、第三季度是食物中毒的高发季节，尤其是第三季度。

三、食物中毒的分类

食物中毒按病原物质的不同，可分为以下几类（见图1-2-2）。

（一）细菌性食物中毒

细菌性食物中毒是指由于食用了含有大量细菌或细菌毒素的食物而引起的中毒，主要有沙门菌食物中毒、变形杆菌食物中毒、副溶血弧菌食物中毒、葡萄球菌肠毒素食物中毒、肉毒梭菌食物中毒、蜡样芽孢杆菌食物中毒、韦梭菌食物中毒、致病性大肠杆菌食物中毒、酵米面椰毒假单胞菌毒素食物中毒、结肠炎耶尔森菌食物中毒、链球菌食物中毒、志贺菌食物中毒等。

（二）有毒动、植物中毒

有毒动植物中毒是指误食有毒动植物或摄入因加工、烹调不当未能除去有毒成分的动植物食物而引起的中毒。发病率较高，病死率因动植物种类而异。有毒动物中毒，如河豚、有毒贝类等引起的中毒；有毒植物中毒，如毒蕈、含氰苷果仁、木薯、四季豆等中毒。

（三）化学性食物中毒

化学性食物中毒是指误食有毒化学物质或食入被其污染的食物而引起的中毒，发病率和病死率均比较高,如某些金属或类金属化合物、亚硝酸盐、农药等引起的食物中毒。

(四)真菌毒素和霉变食品中毒

真菌毒素和霉变食品中毒是指食用被产毒真菌及其毒素污染的食物而引起的急性疾病。发病率较高,死亡率因菌种及其毒素种类而异,如赤霉病麦、霉甘蔗等中毒。

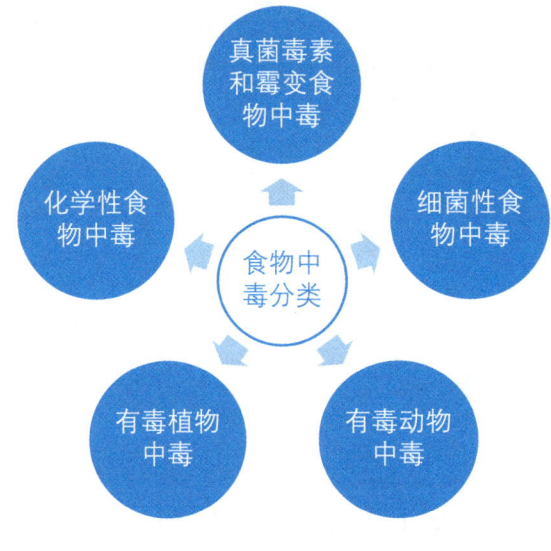

图 1-2-2 食物中毒分类

四、常见食物中毒的预防

(一)常见细菌性食物中毒及预防措施

1. 沙门氏菌食物中毒

沙门氏菌污染的食品主要是动物性食品,如畜禽肉类、奶蛋及其制品等。沙门氏菌不耐热,但污染食品后常无感官性状的改变,故家庭内易由于生熟交叉污染以及食品在室温下放置时间过长等原因而引起食物中毒。沙门氏菌食物中毒潜伏期可为数小时至3天,但大多数为12~36小时,主要表现为急性胃肠炎症状并伴有体温升高。

预防措施:不食用病死牲畜肉;生熟食分开存放;烹饪肉食,高温杀灭细菌,肉内部中心温度应达到70 ℃以上,持续15秒;动物性食品应低温储存在5 ℃以下的环境中。

2. 副溶血性弧菌食物中毒

副溶血性弧菌引发的食物中毒主要源自海产品、盐腌食品、咸菜等高盐食品。造成副溶血性弧菌食物中毒的原因包括：生吃海产品；被污染的食物在较高温度下存放且食前加热不彻底；熟食品交叉污染等。中毒表现为胃肠炎症状，上腹部多有明显的阵发性绞痛，急性黏血便或洗肉水样（血水）便，常伴有体温升高。潜伏期可为数小时至2天，但大多数在11~18小时发病。

预防措施：尽量少吃或不吃生的、未煮熟的鱼、虾、蟹、贝等海产品；海产品需加热至100 ℃，持续30分钟以上；此外还可用醋浸泡食物10分钟以上。

3. 葡萄球菌肠毒素食物中毒

葡萄球菌肠毒素耐热，需加热至100 ℃，持续2小时以上才能将其破坏。引起葡萄球菌食物中毒的主要是动物性食品，尤其是奶及奶制品，其他如剩饭、凉粉、米酒等亦有引起中毒的可能。潜伏期短（多为2~3小时），主要表现为急性胃肠炎症状，但恶心、呕吐常很明显、频繁且严重。呕吐物中可能有胆汁、黏液和血，腹泻为水样便，常伴有上腹部剧痛，多无体温升高。一般病程短、恢复快、预后好。

预防措施：防止让呼吸道感染和皮肤化脓性感染的人员对食品进行加工，以免造成污染；在低温、通风良好的条件下存放食物以防止细菌生长和肠毒素生成。

4. 肉毒梭菌毒素食物中毒

中毒食品主要为家庭自制的发酵豆、谷类制品（面酱、臭豆腐），其次为肉类和罐头食品，主要是由于被肉毒毒素污染过的食品在食用前未进行彻底的加热处理。中毒潜伏期一般为12~48小时。症状主要表现为运动神经麻痹，如头晕、无力、视物模糊、眼睑下垂、走路不稳、饮食发呛、吞咽困难、呼吸困难等，病死率较高。

预防措施：不吃生酱及可疑含毒食品；自制发酵酱类时，原料应清洁新鲜，腌前必须充分冷却，盐量要充足，达到14%以上，并提高发酵温度；要经常日晒，充分搅拌，使氧气供应充足。

（二）常见有毒动植物食物中毒及预防措施

1. 河豚中毒

河豚中毒主要因误食河豚所致。河豚毒素性质十分稳定，加热煮沸、盐腌、日晒等均不能破坏，完全破坏此毒素需在 220 ℃以上持续加热 10 分钟。河豚毒素是毒性很强的神经毒素，摄入 0.5 毫克纯品即可致死。中毒初期可能有胃肠道症状，很快出现神经系统症状，包括感觉障碍，肢体麻痹、言语不清等，最后因呼吸麻痹和循环衰竭而死亡，病死率高。

预防措施：防止误食鲜河豚，只食用经去头、去皮、去内脏、腌制等加工流程并检测过的河豚，选择有资质的商家和正规的销售渠道的河豚产品。

2. 四季豆中毒

四季豆在烹调时若加热的时间和温度不够，其中所含的皂苷和植物血凝素等成分未被完全破坏，食用后就可能导致中毒。其潜伏期一般为 1～5 小时，主要表现为急性胃肠炎症状和头昏、头痛等。一般恢复快，预后好。

预防措施：食用四季豆时必须炒熟煮透，尤以炖、焖等烹调方法为好。

3. 发芽马铃薯中毒

发芽的马铃薯含大量有毒物质龙葵素，大量摄入可致中毒甚至死亡。中毒潜伏期短（数分钟至数小时），主要表现为咽部瘙痒、发干，胃部烧灼、恶心、呕吐，腹痛、腹泻，伴头晕、耳鸣等。

预防措施：应将马铃薯储存在干燥阴凉处，食用前挖去芽眼、削皮，若发芽严重则不可食用。此外，烹调时加醋可破坏部分毒素。

4. 毒蘑菇（毒蕈）中毒

许多野生蘑菇食入后可致中毒，且表现形式多种多样，常见者有胃肠炎型、溶血型、神经精神型和脏器损害型等，其中尤以毒伞、白毒伞、缘柄白毒伞、褐鳞小伞草和秋生盔孢伞蕈等引起的脏器损害型最为严重，死亡率很高。

预防措施：不食用来源不明或不能确定是否有毒的野生蘑菇。此外，泡洗、烫漂、充分加热等处理也可破坏某些毒素。

（三）常见化学性食物中毒及预防措施

1. 有机磷农药中毒

摄入含大量有机磷农药残留的食物可致急性中毒。其潜伏期一般在 2 小时以内，主要症状包括头晕、恶心、呕吐、腹痛、腹泻、视力模糊等,严重者可出现肌肉震颤、呼吸困难、流涎、步态蹒跚、意识模糊,甚至昏迷、呼吸麻痹等。

预防措施:不食用高农药残留的食物;食用前去除食物的外表层,对食物进行充分的泡洗、烫焯、充分加热等。

2. 亚硝酸盐中毒

含大量亚硝酸盐的食物主要是不新鲜的蔬菜、未腌熟的蔬菜以及腌卤肉制品,此外,误将硝酸盐或亚硝酸盐当作调料或食品添加剂,或饮用大量苦井水亦可致亚硝酸盐中毒。急性亚硝酸盐中毒,轻者可仅有头晕、头痛、恶心、呕吐,口唇、指甲、皮肤微青紫等症状;重者全身皮肤紫绀,心率加速,嗜睡或烦躁不安,甚至昏迷、惊厥、大小便失禁,可因呼吸困难死亡。

预防措施:保持蔬菜新鲜,存放时应置于通风良好和低温环境下,且存放时间不宜过长,避免腐败变质。腌卤肉制品添加硝酸盐的量应严格按照国家标准规定,不可过量添加。

(四)常见霉菌毒素食物中毒及预防措施

1. 赤霉病麦中毒

赤霉病麦中毒是由于摄入被镰刀菌产生的端毒素污染的食物而引起的以呕吐为主要症状的急性中毒。多发生于春夏之交的梅雨季节,潜伏期大多为 10~30 分钟,主要表现为恶心、呕吐、头昏、乏力等,少数患者有腹痛、腹泻、颜面潮红、流涎、步态不稳以及呼吸、心率、血压和体温波动等症状。赤霉病麦毒素耐热,一般烹调不易破坏。

预防措施:不吃霉变的小麦;对于轻度霉变的小麦,可采取碾磨去皮、稀释或发酵制酱油、制醋等减轻其危害,同时要控制食用量,避免长期大量食用。

2. 霉变甘蔗中毒

霉变甘蔗中毒常发生于北方冬春季节,甘蔗在收获后若较长时间在不良的条件下储存,易被甘蔗节菱孢霉污染而发生霉变。其潜伏期为数分钟至数小时。发病初期可表现为胃肠道症状,随后出现神经系统症状,如头昏、头痛、眼睛发黑、复视等,重者有抽搐、四肢强直、流涎、步态不稳以及呼吸、心率、血压和体温波动。病死率约为50%。

预防措施:不吃霉变甘蔗,甘蔗必须成熟后才能收获,收获后储藏期间注意防止霉菌污染繁殖。

五、食物中毒的现场急救

食物中毒的现场急救原则是尽快清除毒物,尽快明确中毒的人数,尽快按照病情的轻重分类管理。发现食物中毒,应立即进行现场急救。通常情况下要遵循先催吐再送医的原则。

1. 催吐、导泻

可以用筷子或手指轻碰患者咽壁进行催吐,也可取食盐 20 克,加冷开水 200 毫升,让患者喝下催吐,可多次催吐。如果中毒者吃下中毒的食物时间超过 2 小时,且精神尚好,则可服用泻药(如硫酸镁等),使食物尽快排出体外。如果中毒者已有剧烈呕吐和腹泻,则不必再行催吐、洗胃和导泻,以免造成进一步体液损失,加重病情,增加病人痛苦。

2. 解毒

在中毒者催吐后,饮用绿豆水在一定程度上可以起到解毒的作用,同时大量饮用鲜牛奶、蛋清(4~5 个)、豆浆等高蛋白质的饮品,这样可以保护胃黏膜。

3. 补液

食物中毒常由于剧烈吐泻而造成失水,甚至引起酸中毒和休克,因此中毒应多饮盐水、葡萄糖电解质口服液以补充体液损失。必要时适当补钾。

4. 求救

立即拨打"120"向急救中心求救。

5. 确诊中毒来源

收集剩下的食物、食物中毒人员的呕吐物和排泄物,用于卫生防疫化验,以明确中毒物质。

6. 上报

如有大批患者,应立即上报卫生防疫部门,并协助做好安慰工作。

知识链接

食物中毒上报要求

根据《中华人民共和国食品安全法》的规定，发生食物中毒或者疑似食物中毒事故的单位和接收食物中毒或者疑似食物中毒患者进行治疗的单位应当及时向所在地人民政府卫生行政部门报告发生食物中毒事故的单位、地点、时间、中毒人数、可疑食物等有关内容。中毒人数超过30人的，应当在6小时内报告同级人民政府和上级卫生行政部门。中毒人数超过100人或死亡1人和中毒事故发生在学校、地区性或全国性重要活动期间，应当在6小时内上报国家卫生健康委员会，并同时报同级人民政府和上级卫生行政部门。

任务实施

实施环节	实施要求	注意事项
中毒者处理	1. 停止食用有毒食品。	
	2. 采集中毒者标本，以备送检。	
	3. 拨打"120"求救。	
	4. 对患者开展急救措施（催吐、解毒、补液）。	
有毒食品的处理	1. 对可疑中毒食物及有关工具、设备和现场采取临时控制措施。	
	2. 封存造成食物中毒或者可能导致食物中毒的食品及原料。	
	3. 封存被污染的食品工具及用具。	
	4. 追回已售/已发出的有毒食品或疑似有毒食品。	
	5. 对有毒食品进行无害化处理或销毁。	
中毒场所的处理	1. 对接触过有毒食品的炊具、食具、容器和设备等应予煮沸或蒸气消毒，或用热碱水、0.2%～0.5%漂白粉溶液浸泡擦洗。	
	2. 对患者的排泄物，用20%石灰乳或漂白粉溶液消毒。	
	3. 对中毒环境现场，在必要时进行室内外彻底的卫生清理，以0.5%漂白粉溶液冲刷地面。属于化学性食物中毒的，对包装有毒化学物质的容器应销毁或改作非食用用具。	
责任处理	依据《中华人民共和国食品安全法》和有关具体法规，对造成食物中毒的个人或单位，部门进行相应的处理。在提出处理意见时，要严格依据法律法规条文并有充分的科学依据。	

任务习题

1. 单选题：下列关于催吐描述错误的是（　　　）。

   A. 可以用筷子或手指轻碰患者咽壁进行催吐

   B. 可取食盐20克，加冷开水200毫升，让患者喝下催吐

   C. 如果中毒者吃下中毒的食物时间超过2小时，且精神尚好，则可服用泻药

   D. 如果中毒者有剧烈呕吐和腹泻，需进一步进行洗胃、导泻

2. 多选题：食物中毒按照病原物质分类包括（　　　）。

   A. 细菌性食物中毒

   B. 有毒动植物中毒

   C. 化学性食物中毒

   D. 真菌毒素和霉变食品中毒

3. 思考题：

如果在养老机构突发急性食物中毒，应当如何处理？

任务小结

任务名称	急性食物中毒的应急救护	姓名		学号	
学习目的	1. 了解食物中毒的概念及特点。 2. 熟悉不同类型食物中毒的预防措施。 3. 掌握不同类型食物中毒的特点和应对措施。 4. 能结合临床表现初步判断食物中毒原因。 5. 能采取正确急救措施应对老年人的食物中毒。				
学习内容					
食物中毒的概念					
食物中毒的特点					
食物中毒的分类					
常见食物中毒的预防					
食物中毒的现场急救					

任务实践

任务名称	急性食物中毒的应急救护	姓名		学号	
实践时间			实践地点		
实践要求	结合任务实施流程，模拟老人在养老机构用餐后出现恶心、呕吐、腹痛、腹泻等症状，怀疑食物中毒。以小组为单位，模拟食品安全事件，开展应急处理实践练习。				
实践过程记录					
实践心得体会					
教师评价					

任务拓展

1. 拓展案例

清明节前,正是椿芽大量上市的季节,美味的椿芽炒蛋更是许多人餐桌上的美味。不过,家住重庆九龙坡区75岁的余大爷,却差点因为这盘美味送了命。

3月30日,余大爷的侄媳妇看自己家的椿芽树长得茂盛,就在树上摘了半斤新鲜椿芽,全部和鸭蛋一块炒了,并请余大爷老两口一起到她家吃晚饭。余大爷喜欢椿芽的味道,不知不觉将一大盘吃光了,老伴只儿吃了一点。

"结果第二天,就全身发抖,冷得不行!"第二天下午3点多钟,余大爷开始又吐又拉。家人发现情况不对后,立即拨打120用救护车将其送至当地医院。医生检查后,认为余大爷可能是食物中毒引起的器官衰竭,必须转入上级医院进行进一步治疗。

当日,老人被转入陆军军医大学新桥医院急救部,经过急诊科、肾内科、消化科等多学科会诊,诊断这是过量进食椿芽后引起的亚硝酸盐中毒,情况非常危急,于是立即将老人转入肾内科进行抢救治疗。

新桥医院肾内科陈枫副教授提醒广大市民,因为椿芽中蛋白质含量高于普通蔬菜,深受广大市民的喜爱。但它也含有较高的硝酸盐和亚硝酸盐,人体食入0.3~0.5克的亚硝酸盐即可引起中毒,3克就可能导致死亡。平均每公斤椿芽中嫩芽就含有30毫克亚硝酸盐,老叶中的含量更是高达每公斤55~60毫克。这样高的含量,容易使人吃椿芽时发生亚硝酸盐中毒,甚至诱发癌症。(上游新闻)

2. 任务要求

阅读案例,积极思考并以小组为单位开展以下任务:

(1)结合所学,查阅资料,梳理总结预防亚硝酸盐急性中毒的措施。

(2)小组协作,制作以"预防亚硝酸盐食物中毒"为主题的健康科普宣传海报。

任务 3　用药安全

任务目标

知识目标：

- 了解不同药物的保存要求及服药禁忌。
- 了解老年人误服药物的原因。
- 了解家庭急救箱配备的目的及原则。
- 熟悉家庭急救箱的使用及保存要求。
- 熟悉药物服用的注意事项。
- 熟悉药物中毒的表现和判断。
- 掌握协助老年人口服药物的操作方法。
- 掌握老年人误服药物与药物中毒的急救处理方法。
- 掌握家庭急救箱常用药品及物品。

能力目标：

- 能实施协助老年人口服用药的操作。
- 能观察用药后反应并正确处理。
- 能正确评估老年人误服药物与药物中毒后的病情。
- 能对误服药物与药物中毒的老年人进行初步急救处理。
- 能为老年人配备家庭急救箱并指导其正确使用。

素质目标：

- 与老年人交流沟通时，具备良好的协调沟通能力。
- 评估工作中具备细致、严谨的工作态度。
- 工作中具备牢固的安全意识。
- 为老年人提供应急救护时，具备人文关怀的职业素养。

任务 3-1　对老年人进行药物保存及服用的安全指导

任务导入

部分老年人缺乏安全用药知识，家里存放的药品即使时间很长也舍不得扔掉。2月29日，太仓市浮桥镇浏家港分队网格员张翠巡查至辖区李爷爷家时，老人告诉她，自己有点感冒了，刚找出药来准备吃。然而，该药品已经过期，幸好网格员及时阻止。

（案例来源：扬子晚报"独居老人安全用药知识缺乏，网格员主动上门来把关"2024-03-04）

模拟社区养老服务工作者，对居家老人进行有关药物保存与服药的指导。

任务分析

高龄老年人常伴随各类慢性疾病，需长时间服用各种药物，部分老年人由于患有多种疾病，所服用药物种类繁多。生活中，时常会出现老年人药物储存不当，药物漏服、多服，弄错剂量，随意停药等情况。因此，指导老年人掌握药物的保存方法，科学服药，显得十分必要。

一、药物保存的指导

（一）常规药物的保存

（1）按温湿度要求进行储存。根据药物本身的理化性质，为了保证药物质量，应按温、湿度要求储存。其中，常温药物存放温度为 10～30 ℃，药物储存的相对湿度应保持在 35%～75%。一般情况下，药物应当室温保存，避光、干燥、阴凉，避免阳光直射和受热受潮。

（2）定期检查使用期限。注意药物的有效期是指当月还有效，而失效期则自当月某日起即失效，不要因为过期失效而造成浪费。此外，如果药物外包装出现破损、封口不牢、衬垫不实、封条严重损坏等现象，及包装标识模糊不清或脱落的现象，都不能再使用。

（二）特殊药物的保存

1. 要求密闭干燥保存的药物

部分药物在潮湿环境中会因吸收空气水分造成潮解，从而导致药物出现融化、发霉、发酵、粘连等现象，此类药物是不能继续使用的。因此，在存放药物时，应当注意密闭、密封保存，避免空气、水分的侵袭。例如，阿司匹林极易受潮，因吸潮分解的水杨酸和醋酸具有较高的酸性，服用后会大幅增加对胃肠道的刺激，甚至导致胃黏膜出血。易吸湿而变性的药物，如氢氧化钠（钾）、氨茶碱片、碘化钾等；易吸潮变质的药物，如阿司匹林、胃蛋白酶等；易于挥发的药物，如薄荷油、乙醇等；易风化的药物，如硫酸亚铁、硫酸镁、硫酸锌等；易氧化或因吸收二氧化碳而变质的药物，如鱼肝油、氨茶碱、氧化镁等。以上药物都应注意密封、干燥储存。

2. 要求低温贮存的药物

（1）生物制品等。某些药物需要采用低温冷藏贮存，但注意不能用冷冻贮存。如血清、菌苗、类毒素、球蛋白、白蛋白、氢氧化铝、乳白鱼肝油、酶类、益生菌类等药物在高温下容易变质，需要放置于冰箱冷藏保存。

（2）注射剂。注射剂主要指糖尿病患者使用的胰岛素，通常应该存放在冰箱中冷藏，要避免受热、受日光照射或冰冻。

（3）搽剂。搽剂中通常含有挥发性的溶剂，因此使用后应拧紧瓶盖，置于阴凉处保存（部分含挥发性成分的搽剂可冷藏）以获得较长的保存时间。

（4）外用药物。滴眼液、滴鼻液、滴耳液、洗剂和漱口液等外用药物，在夏季最好放置在冰箱中冷藏，以延长其保存时间。

（5）混悬剂。大部分抗生素类糖浆均属于冲泡的混悬液剂型，这些以粉末状盛装在容器内的药物，在未冲泡的状态下置于室温下的保存期为标示的有效期；一旦加水后其保存期限就会缩短，一般不超过15天，因此应该放置在冰箱中冷藏。

（6）栓剂。栓剂因气温过高可出现软化而不宜使用，在夏天高温时栓剂可放置于冰箱中，或在使用前将其放入冰箱。

3. 不宜低温贮存的药物

（1）液体制剂。一般是指止咳糖浆、抗过敏糖浆、解热镇痛溶液、感冒糖浆或外用乳膏剂。这些药开瓶后一般不需要放在冰箱，置于室温下保存即可。

（2）片剂和胶囊。开启包装服药后应将干燥剂置于原包装瓶内，糖衣片尤应如此。如果是散装药片或胶囊用避光玻璃瓶（如棕色，或塑料瓶）盛放，最好内放干燥剂，注意不同药物一定要分开盛放。

（3）散剂。由于散剂中很多改善口味的添加剂都可促使变质反应，因而散剂开封后最多只能存放 3~5 天；遇到潮湿的天气，还必须注意防潮。

4. 要求避光保存的药物

部分维生素类和抗生素类药遇光后颜色会改变，药效也会降低，甚至会变成有害、有毒的物质。如维生素 C 氧化后可能生成草酸，长期过量摄入可能增加尿路结石风险。所以对于维生素、抗生素、氨茶碱、硝酸甘油等各剂型药物，储存时要注意避光存放。注射剂应放在遮光纸盒内，片剂最好放置在棕色玻璃容器并置于暗处存放，也可以用黑布包裹玻璃容器。

（三）药物变质的判断要点

（1）胶囊剂软化、碎裂或表面发生粘连现象。

（2）丸剂变形、变色、发霉或发出臭味。

（3）药片有花斑、发黄、发霉、松散或出现结晶，糖衣片表面褪色露底，出现花斑或发黑，或者崩裂、粘连、发霉。

（4）冲剂受潮、结块或溶化、变硬、发霉。

（5）药粉吸潮发酵变臭。

（6）药膏出现油水分层或有异臭。

（7）内服药水尤其是糖浆剂出现絮状物、沉淀物甚至发霉变色，或产生气体。

（8）眼药水除了极少数为混悬液以外，一般都要求澄清，而且不得有一点纤维，也不能有混浊、沉淀、变色等，否则可认定为变质。

（9）注射液有变色、混浊、沉淀或结晶析出等现象。

二、药物服用的协助与指导

（一）给药方式

给药途径包括：口服（含服）、吸入（雾化药物）、直肠给药（灌注液体）、外用药物（局部涂药）、静脉用药、皮内注射（药物皮试）、皮下注射（预防针）。

（1）口服给药：临床上最常用、安全且适应范围广的方法。

（2）舌下用药：通过舌下毛细血管吸入血，完成吸收过程的方法。

（3）皮下注射：将少量药液注入皮下组织的方法。常用注射部位：上臂三角肌下缘、两侧腹壁、后背、大腿前侧、大腿外侧等部位，进针不宜超过 45°。

（4）肌肉注射：将药液注入肌肉组织的方法。常用注射部位：臀大肌最常用，其次为臀中肌、臀小肌、股外侧及上臂三角肌，进针角度为垂直进针呈 90°。臀大肌定位法：取髂前上棘和尾骨连线的外上 1/3。

（5）静脉注射：指经静脉注入药物的方法。常用部位：手背静脉、足背静脉、贵要静脉及颈部深静脉，进针角度为 15°~30°。

（6）皮内注射：将少量药液注入皮肤的表皮与真皮之间的方法，常用于过敏试验。常选部位：前臂掌侧下 1/3 处，进针角度为 5°。

（7）雾化吸入：将药液分散成细小的雾滴，经鼻、口或人工气道吸入呼吸道的方法。

（8）皮肤给药：将药物涂于皮肤，起到局部治疗的作用。

（二）用药时机

不同的药物给药的时间不同，服药的次数也不同。

1. 饭前服药（饭前30分钟）

（1）多潘立酮片、L-谷氨酰胺呱仑酸钠颗粒、枸橼酸钠钾等药物，在饭前服用可增强胃动力或保护胃黏膜。

（2）格列奈类降糖药，如瑞格列奈片、那格列奈片等，属胰岛素促泌剂，降糖作用迅速而短暂，进餐后服用可引起低血糖，故应在餐前 5~30 分钟服用，不进餐不服药。

（3）磺酰脲类降糖药，如格列本脲片、格列齐特缓释片等，降糖作用的高峰一般在服药后 2~3 小时出现。因此，建议在餐前 20~30 分钟服用。

2. 饭后服药（不注明饭前的药品皆在饭后服用）

凡是对胃黏膜有刺激性的药物，如枸橼酸钾溶液、阿司匹林等，均宜在饭后服用，由于胃中有食物，可减轻药物的刺激性。

3. 睡前服药（睡前30分钟）

（1）催眠药诱导入睡，应在睡前服，如地西泮片、酒石酸唑吡坦片等。

（2）缓泻药，如酚酞、液状石蜡等，也在睡前服用，服药后于翌晨即可排便。

4. 空腹服用（餐前1小时或餐后2小时）

为避免影响睡眠，利尿药和刺激性强的泻药，如硫酸镁等宜在清晨空腹口服。利福平、诺氟沙星等药物空腹服药后两小时血药浓度可达高峰，且迅速分布到全身。

（三）服药的注意事项

1. 观察服药副作用

提前了解药物的相关副作用，服药后注意观察老年人有无出现胃肠症状、皮疹、发热、困倦、头晕、口渴、出血等，发现异常及时上报。

2. 服药时注意药物性质

（1）药物一般用温开水冲服，勿使用茶水冲服，尤其是服用铁剂不能用茶水、饮料或啤酒。

（2）对牙齿有腐蚀性或染色的酸类、铁剂等药物用吸管吸入药液后漱口。

（3）服用止咳糖浆不要饮水，安抚呼吸道黏膜。

（4）服用磺胺药多饮水防止泌尿道结晶。

（5）服用退热药后多饮水促进发汗。

（6）服用少于1毫升药液时用滴管吸取计量。

（7）服用洋地黄类强心药物必须先测脉率、心率，注意节律变化，脉率低于60次/分或突然节律不齐时，暂不可服用，待心率大于60次/分方可服用，最好咨询医生后再用药。

（8）服用药物时不要改变药物剂型，如缓释胶囊药在胃肠道吸收缓慢，从而可以维持药物在体内的浓度。

> **小贴士：服药必须知道的常识**
>
> 头孢→不能喝酒　　　　　胃药→不能吃醋
>
> 中药→不能吃萝卜　　　　钙片→不能吃菠菜
>
> 泻药→不能喝牛奶　　　　黄连素→不能喝茶
>
> 布洛芬→不能喝咖啡　　　降压药→不能吃柚子
>
> 感冒药→不能吃蜂蜜　　　抗生素→不能喝果汁
>
> 阿司匹林→不能喝酒

（四）服药禁忌

（1）服降糖药应控制主食。

（2）服降压药时应酌情选择低盐饮食。

（3）服用钙剂不吃菠菜，因为大量草酸与钙结合成草酸钙影响吸收。

（4）服铁剂、氨苄西林（氨苯青霉素）、呋喃妥因，吃鱼、肉、蛋等酸性食物可促进吸收，增强治疗效果。

（5）口服氨基糖苷类、头孢菌素、磺胺类药时多食牛奶、蔬菜、豆制品等可碱化尿液，增强抗菌能力。

任务实施

实施环节	实施要求	注意事项
准备	1. 环境准备：环境安静、整洁，温湿度适宜。	
	2. 物品准备：药物、药杯、水杯、吸管、温开水、服药单、洗手液、纸巾、笔等。	
	3. 护理员准备：照护着装规范整洁，洗净双手。	
	4. 老人准备：取得老年人配合，取舒适体位。	
评估沟通	1. 评估老年人病情、意识状态、自理水平，了解有无影响服药的因素。	
	2. 与老年人有效沟通，解释服药注意事项，取得老年人的配合。	
协助服药	1. 核对信息： （1）核对医嘱：核对药名、剂量、给药时间、途径；检查药品质量； （2）核对老人信息：核对老年人姓名，向老年人解释沟通服药注意事项（服药时间、药物、服用方法、可能出现的不良反应及应对方法等）。	医嘱包括：药名、剂量、给药时间、途径。
	2. 摆放体位： （1）取坐位：坐正直、上身稍前倾，头略低，下颌微向前； （2）取半坐卧位：抬高床头30°～50°，头面向照护人员或坐起，背后垫软枕。	根据老年人评估情况选择合适体位。
	3. 协助服药： （1）协助自理老年人服药：协助老年人先喝一口温水，按分次服药的原则，协助老年人将药放入口，再喝水约100毫升，将药物咽下，并确认是否吞服； （2）协助非自理老年人服药：用吸管或汤匙给水，置药于老年人口内，再给水吞药，确认是否吞服。	如遇拒绝服药老年人，要耐心解释，多沟通，解除思想顾虑，督促服药。
	4. 协助老年人擦净口周围，取合适的体位。	
健康教育	指导老年人按时准确服药，可借助智能药盒等指导老年人按量服药。	
整理记录观察	1. 再次查对所服药物是否正确，记录老年人姓名、药名、剂量、给药时间、给药途径、不良反应等，并签名。	老年人未服药时，应及时报告并做记录。
	2. 整理物品，将物品放回原处，药杯洗净。	
	3. 观察药物疗效和不良反应，发现异常及时报告。	

任务习题

1. 单选题：常温药物存放温度为（　　　）。
   A. 5～10 ℃　　　　　　　　B. 10～20 ℃
   C. 10～30 ℃　　　　　　　D. 20～30 ℃

2. 多选题：下列药物需要低温冷藏保存的有（　　　）。
   A. 维生素 C 片　　　　　　B. 益生菌
   C. 球蛋白　　　　　　　　D. 止咳糖浆

3. 思考题：
老年人在生活中存放药物应该注意哪些方面？

任务小结

任务名称	对老年人进行药物保存及服用的安全指导	姓名		学号	
学习目的	1. 了解不同药物的保存要求及服药禁忌。 2. 熟悉药物服用的注意事项。 3. 掌握协助老年人口服药物的操作方法。 4. 能实施协助老年人口服用药的操作。 5. 能观察用药后反应并正确处理。				
学习内容					
常规药物的保存					
特殊药物的保存					
药物变质的判断要点					
给药方式					
用药时机					
服药注意事项					
服药禁忌					
协助老年人服药的实施操作					

任务实践

任务名称	对老年人进行药物保存及服用的安全指导	姓名		学号	
实践时间		实践地点			
实践要求	结合任务实施流程,以小组为单位开展实践练习。模拟社区养老服务工作者,对居家老人实施药物保存与服药的指导。				
实践过程记录					
实践心得体会					
教师评价					

任务 3-2　老年人误服药物的应急救护

任务导入

2024年2月15日10时56分，邯郸交巡警支队机动执勤一大队民警在309国道与荀子大街交叉口执勤时，一辆号牌为冀DZ***P的黑色汽车突然停到民警旁边，驾驶人急切地向民警求助，称家中老人误食了药物，已经昏迷不醒，请民警引领他们尽快抵达邯郸市中心医院。

民警了解情况后立即上报指挥中心，开辟绿色通道，同时驾驶警车为其开道。仅用10分钟，车辆便安全抵达医院，为老人争取到了宝贵的抢救时间。因送医及时，老人最终脱离危险。

（案例来源：学习强国"南京晨报"2022-03-28）

模拟养老机构照护人员，针对老年人药物误服中毒的场景实施应急救护操作练习。

任务分析

一、药物误服

（一）药物误服的概念

药物误服是指因各种原因导致错服、漏服或过量服药，或服用变质、过期的药品。

（二）老年人误服药物的原因

（1）老年人生理功能减退。随着年龄的增大，老年人的记忆力、识别力、视力、听力等功能均有所下降，由于药品形状相似、颜色相近，以及药瓶标签标识不清和听力障碍等原因，易造成错服、多服、少服、漏服等误服药物的情况发生。

（2）老年人依从性不强。部分老年人因思想观念不同或药效反应较慢，对医嘱的依从性不强，常根据自己或他人经验自行服药，从而造成误服药物，甚至引发药物中毒。

二、药物中毒

（一）药物中毒的概念

药物中毒是指进入人体的药物达到中毒剂量，产生组织和器官损害的急性综合征。药物中毒分为急性和慢性两大类，主要由接触药物的量和时间决定。

（二）常见药物中毒的表现

（1）洋地黄类药物：胃肠道反应，如恶心呕吐、腹痛及食欲缺乏等；心律失常；神经系统症状，如头痛、眩晕、耳鸣、烦躁不安及幻觉等；视物模糊不清，黄视或绿视；少尿。

（2）磺胺类降糖药：心慌、头晕及出汗等低血糖反应。

（3）降压药：钙离子拮抗剂，如硝苯地平可引起头晕、头痛等症状；血管紧张素转换酶抑制剂，如卡托普利可引起干咳；受体阻滞剂，如美托洛尔和普萘洛尔可引起心率减慢等症状。

（4）镇静催眠药及抗精神病药：可导致呼吸抑制、休克、昏迷。例如，口服巴比妥类药物过量可致深昏迷、呼吸抑制；苯二氮䓬类药物一次剂量达 0.05~1 克可致中毒甚至致死；三环类抗抑郁药中毒，易致恶性心律失常，1.5~3 克可致严重中毒而死亡。

（5）解热镇痛药：可致粒细胞减少、肾损害、出血倾向、胃肠道损害甚至出现消化道应激性溃疡出血，其中对乙酰氨基酚中毒可致明显肝功能损害。

图 3-1-1 所示为常见的药物中毒症状。

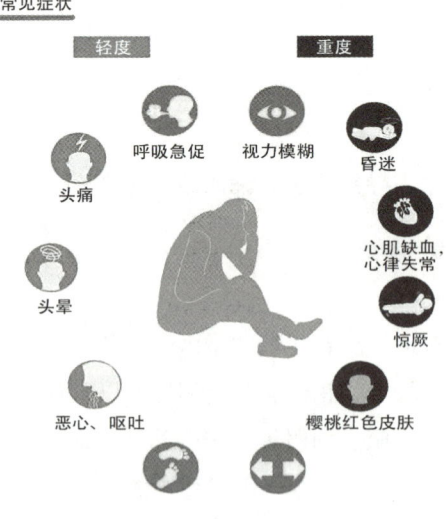

图 3-1-1　常见药物中毒症状

（三）药物中毒的判断

1. 判断是否为药物中毒及药物种类

（1）由知情者提供药物接触史，是目前重要的诊断依据。

（2）通过典型症状进行判断，如嗜睡、昏迷者考虑镇静催眠药或抗精神病药中毒；惊厥者考虑中枢兴奋药过量；瞳孔扩大者怀疑为阿托品、麻黄碱等中毒。

（3）实验室检查：有条件者可通过胃液、尿液、血液中药物浓度测定。

2. 判断药物中毒程度

药物中毒分为轻、重两种程度，注意初期表现为轻症者，其病情可能会随着药物吸收发生进展；药物毒性、摄入量及药物半衰期对病情影响较大。

（1）轻度中毒：无意识障碍或轻度意识障碍，呼吸、循环、氧合等重要生命体征及生理指标稳定。

（2）重度中毒：出现严重意识障碍、呼吸抑制、呼吸衰竭、循环衰竭、心律失常等；或伴发严重并发症；或有严重生理功能紊乱及脏器功能不全。

三、误服及药物中毒的急救措施

（一）了解情况

了解误服药物的时间、药物名称和服药剂量。

（二）评估病情

迅速评估病情，观察老年人的神志、生命体征等，初步判定药物中毒的类型及程度。

（三）应急处理

1. 轻微药物中毒者

轻微药物中毒者神志清楚，生命体征稳定并能配合。

（1）视病情及药物服用情况处理，如降糖药过量，立即停药，检测血糖浓度，根据血糖浓度服用糖水、果汁等甜食或静脉注射葡萄糖，平卧位休息；降压药过量，即测血压，卧床休息。

（2）催吐：若明确为药物经口进入，由胃肠道吸收引起的中毒，如无禁忌，应立即采取催吐、导泻等方法，以加快毒物的排出。

① 适应证：口服毒物的患者，只要神志清楚，且没有催吐的禁忌证，均应做催吐处理，可尽早将胃内大部分的毒物排出，以达到减少毒素吸收的目的。

② 禁忌证：昏迷、惊厥；腐蚀性毒物中毒；食管胃底静脉曲张、主动脉瘤、消化性溃疡；年老体弱、妊娠、冠心病、休克等。

③ 方法：

物理刺激催吐法：对于神志清楚、合作者，嘱其用手指或压舌板、筷子等刺激咽后壁或舌根诱发呕吐。未见效时，嘱其饮温水 200～300 毫升，然后再用上述方法刺激呕吐，如此反复进行，直到呕吐出清亮胃内容物为止。注意：空腹服毒者应先饮水 500 毫升，以利催吐。

药物催吐：可用吐根糖浆、阿扑吗啡等进行催吐。

④ 体位：呕吐时，患者应采取左侧卧位，头部放低，面向左侧，臀部略抬高；以防止呕吐物被吸入气管发生窒息或吸入性肺炎。

2. 重度药物中毒者或判断药物摄入量偏大者

中毒者呈昏迷状态，出现抽搐、惊厥状态；服用腐蚀性（或强酸、强碱）毒物；有食管静脉曲张、溃疡病、严重心衰和全身极度衰竭等情况禁用催吐者应立即送往医院做救治。

（四）拨打急救电话，保留诊断线索

立即拨打急救电话，将患者送往医院治疗。保留可疑的、长期服用的药物，空药瓶以及呕吐物等，以备检测诊断。

四、误服及药物中毒的预防

（1）正确、及时、动态地评价老年人服药情况。

（2）老年人用药应采用适宜的制剂，如易于吞咽的液体制剂，减少每日服药的种类和数量。

（3）加强老年人用药指导，指导老年患者按时、按量、正确服用口服药。并与家属一起商讨制订切实可行的服药计划，维护老年人的用药安全。

（4）告知老年人及照顾者用药的方法，如口服、舌下含服、咀嚼、肌肉注射、皮下注射、喷雾剂喷雾等。特别是首次或更改药物时，指导是关键，提高老年人用药依从性。

（5）告知老年人及照顾者服药的注意事项，如服药的特殊时间，药物可能出现的毒副作用，如头晕、头痛、恶心、呕吐等以及紧急处理方法。

（6）药品要妥善保管，贴上明显标签，以免误服。

任务实施

实施环节	实施要求	注意事项
评估	1. 评估环境：确保环境安全，远离危险环境。	
	2. 评估用药情况：了解老年人误服药物情况，并初步判断药物中毒种类。	
	3. 评估老年人状态：评估老年人神志、意识、有无催吐禁忌证，是否能够站立或坐起，有义齿者取下活动性义齿。	
呼救	指定人员拨打急救电话"120"。	
准备	物品准备：洗胃液或温水（25～38 ℃，10 000～20 000 毫升），量杯、压舌板、毛巾、塑料围裙、盛水桶。	
	老年人准备：神志清楚，配合抢救。	
	护理员准备：具备应急救护能力。	
沟通	若老年人意识清醒，安抚老人情绪，取得老人配合。	
应急处理	1. 安置体位： （1）不能采用坐姿的老年人：采取左侧卧位，头部放低，面向左侧，臀部略抬高。 （2）能采取坐姿的老年人：穿好塑料围裙，身体稍前倾，盛水桶置于老人座位前。	
	2. 催吐： （1）物理刺激催吐法：对于神志清楚、合作者，嘱其用手指或压舌板、筷子等刺激咽后壁或舌根诱发呕吐。未见效时，让老人饮温水 200～300 毫升，然后再用上述方法刺激呕吐，如此反复进行，直到呕吐出清亮胃内容物为止。 （2）药物催吐：服用吐根糖浆、阿扑吗啡等药物后，进行催吐。	
	3. 协助患者漱口、擦脸；协助患者卧床休息，头偏向一侧。	必要时协助患者更换衣物。
整理记录	1. 整理用物，记录。	
	2. 留取标本并送检。	必要时转送医院继续诊治。

任务习题

1. 单选题：下列属于误服磺胺类降糖药会出现的中毒症状是（　　　）。

   A. 少尿

   B. 呼吸抑制

   C. 恶心呕吐

   D. 低血糖

2. 多选题：下列属于催吐禁忌证的有（　　　）。

   A. 昏迷、惊厥

   B. 腐蚀性毒物中毒

   C. 食管胃底静脉曲张、主动脉瘤、消化性溃疡。

   D. 年老体弱、妊娠、冠心病、休克等

3. 思考题：

如何预防老年人误服药物情况的发生？

任务小结

任务名称	老年人误服药物的应急救护	姓名		学号	
学习目的	1. 了解老年人误服药物的原因。 2. 熟悉药物中毒的表现和判断。 3. 掌握老年人误服药物与药物中毒的急救处理方法。 4. 能正确评估老年人误服药物与药物中毒后的病情。 5. 能对误服药物与药物中毒的老年人进行初步急救处理。					
学习内容					
相关概念					
老年人误服药物的原因					
药物中毒的判断					
药物中毒的预防					
药物中毒的急救措施					

任务实践

任务名称	老年人误服药物的应急救护	姓名		学号	
实践时间			实践地点		
实践要求	结合任务实施流程，以小组为单位开展实践练习。模拟养老机构照护人员，针对老年人药物误服中毒的场景实施应急救护操作练习。				
实践过程记录					
实践心得体会					
教师评价					

任务 3-3　协助老年人配备及使用家庭急救箱

任务导入

最近,退烧药、感冒药的市场需求激增,买药更比平时难。很多人感慨"家中无药,心里很慌"。不少市民纷纷拿出自家的小药箱,希望能有所收获。但遗憾的是,仔细一看保质期,发现药品已过期三个月。

药品在人们的生活中扮演着重要的角色,但与一般的普通消费品不同,药不能乱吃,更不能多吃。过期药物处理不当同样也会带来一些问题。《中国家庭过期药品回收白皮书》数据显示,我国约有78.6%的家庭都备有家庭小药箱,但80%以上的家庭都没有定期清理药箱的习惯,全国一年产生过期药品约1.5万吨。

(案例来源:北京日报客户端——囤药一次没吃全过期上热搜!药师支招如何管好"家庭小药箱"2022-12-17)

设计一份以老年人家庭急救箱配备与使用为主题的健康宣传海报。

任务分析

在居家生活中,老年人可能会遇到紧急情况,需要使用急救用品或药品。为了确保在需要时能够及时应对,为老年人配备一个家庭急救箱至关重要。那么,如何合理配备家庭急救箱呢?急救箱的配备应以应对日常生活中的紧急情况并便于使用为原则,注重简单性和实用性。具体来说,急救箱内的药品和物品应当简洁、适量,并按类别进行分类存放。

一、家庭急救箱常见药品及用品的配备

家庭急救箱需要准备急救器具、外用药和内服药至少三类物品。

(一)急救器具

(1)体温计、电子血压计、血糖仪。

（2）小钳子、小剪子、镊子（注意：这3类小器械是急救箱的必需品，使用时应先进行酒精消毒）。

（3）纱布：配备市场出售的、经过消毒密封包装的纱布。

（4）绷带：可用于加压止血、固定夹板、限制受伤的关节活动等。

（5）脱脂棉：一般准备20~50克。

（6）棉棒、棉球：应配备市场出售的、经过消毒密封包装的棉棒和棉球。

（7）三角巾：以边长为1米左右为宜。

（二）外用药

（1）碘伏：用于皮肤消毒，如外伤、毛囊的早期炎症等。碘伏杀菌力强，但刺激性较大，使用时不能接触黏膜及伤口内部组织。对碘过敏的人忌用。

（2）酒精：酒精既有消毒作用，也可用于洗去碘伏残迹，以减轻碘伏对皮肤的刺激作用。消毒用的酒精浓度一般为75%。

（3）过氧化氢溶液（双氧水）：可用于伤口的清洗。遇外伤时，可先取其浸透脱脂棉和棉棒，洗净伤口，然后使用消毒药。

（4）0.25%氯霉素滴眼液或诺氟沙星（氟哌酸）滴眼液：为外用滴眼药，用于眼睛发炎，如结膜炎、角膜炎、沙眼等。药水应避光保存。

（5）各类软膏：如氯霉素或金霉素软膏、扶他林软膏、皮炎平软膏、烫伤膏等。

（6）创可贴：粘贴创口局部，可起消炎、止血和保护创口的作用，常用于小的刀切伤及擦伤。

（7）解痉镇痛酊：为一种外用擦剂，有解痉、镇痛的作用，用于急性关节扭伤或腰扭伤。孕妇慎用。

（8）云南白药：为止血愈伤、活血化瘀的中成药，用于治疗刀伤、创口出血和跌打损伤。

（9）风油精、清凉油、红花油等。

（三）内服药

1. 感冒药

感冒药包括：感冒退热颗粒、氨咖黄敏胶囊（速效感冒胶囊）、强力银翘片、清开灵胶囊、板蓝根颗粒、双黄连口服液、感冒通、酚氨咖敏片（克感敏）、美息伪麻片（白加黑）、复方酚咖伪麻胶囊（力克舒）、复方盐酸伪麻碱缓释胶囊（新康泰克）等。

2. 解热镇痛药

解热镇痛药包括：阿司匹林、对乙酰氨基酚（扑热息痛、必理通、泰诺、百服宁）、布洛芬（芬必得、美林、托恩）、安乃近、安痛定等。

3. 镇咳化痰药

镇咳化痰药包括：喷托维林（咳必清）、复方甘草片、氨溴索（沐舒坦）、蛇胆川贝液、川贝枇杷露、急支糖浆、止咳糖浆、祛痰灵、氨茶碱等。

4. 清咽消暑药

清咽消暑药包括：清咽饮、金嗓子喉宝、亮嗓、藿香正气液、人丹、十滴水、西瓜霜口含片、西地碘华素片（华素片）、草珊瑚含片等。

5. 抗菌消炎药

抗菌消炎药包括：阿莫西林（阿莫仙）、头孢氨苄（先锋Ⅳ）、头孢拉定（先锋Ⅵ）、头孢克洛（希刻劳）、红霉素、罗红霉素、阿奇霉素、诺氟沙星（氟哌酸）、琥乙红霉素（利君沙）、环丙沙星、甲硝唑、咪康唑（达克宁）等。

6. 促进消化药

促进消化药包括：酵母片、多酶片、山楂丸、妈咪爱、金双歧、整肠生、多潘立酮（吗丁啉）、黄连素、葡醛内酯（肝泰乐）等。

7. 通便药

通便药包括：开塞露、果导、杜秘克、甘油栓等。

8. 止泻药

止泻药包括：洛哌丁胺（易蒙停）、地芬诺酯（止泻宁）、十六角蒙脱石（思密达）等。

9. 胃肠解痉药

胃肠解痉药包括：普鲁本辛、山莨菪碱（654-2）、复方氢氧化铝（胃舒平）、颠茄片等。

10. 抗过敏药

抗过敏药包括：氯苯那敏（扑尔敏）、阿司咪唑（息斯敏）、氯雷他定（开瑞坦）、赛庚啶、苯海拉明糖浆等。

11. 急救药

急救药包括：硝酸甘油片（或喷雾剂型）、速效救心丸、复方丹参滴丸、异山梨酯（消心痛）、硝苯地平（心痛定）等。

12. 其他

慢性病患者可根据病情备药。

二、家庭药箱使用注意事项

1. 根据家庭人员的组成和健康状况进行配备

如家庭成员的健康状况良好，没有经常发病者，平时准备一些治疗感冒和外伤的药品就可以了。对于家中老人，要特别注意准备他们用的药物及药量。如果老年人患有高血压、冠心病等，治疗药物应常备不断；家庭药箱严禁混入可能导致家庭成员过敏的药物。

2. 药品的选择要适应季节气候的改变

家庭药箱也要随着气候季节的改变及时地加以更新。春天备有一些防治过敏（如治疗荨麻疹）的药物，夏秋应该常备一些防治蚊虫叮咬和腹泻痢疾的药物等。

3. 选择经常使用的药物

常用药物的不良反应一般在说明书上都有明确说明，容易发现和预防。新药由于使用时间短，可能会出现一些意想不到的反应，不适合家庭备用。

4. 选择疗效稳定、用法简单的药物。

尽量选择口服药、外用药，尽量不选注射药物。

5. 合理贮存

药物常因光、热、水分、空气、酸、碱、温度、微生物等外界条件影响而变质失效。因此，家庭保存的药物最好分别装入棕色瓶内，将盖拧紧，放置于避光、干燥、阴凉处，以防变质失效。部分易受温度影响的药品，如利福平眼药水、表皮生长因子等，可放入冰箱冷藏室内保存；而酒精、碘酒等制剂，则应密闭保存。

6. 注明有效期与失效期

药品具有有效使用期和失效期，过了有效期便不能再使用，否则会影响疗效，甚至会带来不良后果。散装药应按类分开，并贴上醒目的标签，写明存放日期、药物名称、用法、用量、失效期。

小药箱 3~6 个月要清理 1 次，对备用药品进行检查，及时更换。对于贮备药品，使用时应注意观察外观变化。片剂产生松散、变色；糖衣片的糖衣粘连或开裂；胶囊剂的胶囊粘连、开裂；丸剂粘连、霉变或虫蛀；散剂严重吸潮、结块、发霉；眼药水变色、浑浊；软膏剂有异味、变色或油层析出等，则不能再用。

7. 妥善保管

内服药与外用药应分别放置，以免忙中取错。药品应放在安全的地方，防止儿童误服。

8. 家庭备药量

除个别需要长期服用的药品外，备量不可过多，一般够三五日剂量即可，以免备量过多造成浪费。在家庭药箱的基础上，可再备一个急救小药盒。可选用急救药物组成。药盒要防水、防潮、可随身携带，以便随时应对疾病的突然袭击。提醒家中患病老年人独自出门时，一定随身携带急救药盒及写有姓名、疾病、家庭地址、联系电话的卡片，以备发生紧急情况时别人可以及时救助。

任务实施

实施环节	实施要求	注意事项
评估	了解家庭成员的基本健康状况，重点了解家中老年人疾病史、过敏史、用药史等基本健康情况。	
家庭急救箱配备	1. 根据老年人健康状况为老年人配备家庭急救箱常用急救器具用品。	
	2. 根据老年人健康状况为老年人配备家庭急救箱常用外用药物。	
	3. 根据老年人健康状况为老年人配备家庭急救箱常用内服药物。	
家庭急救箱使用指导	开展健康教育，指导家中老年人正确配备、使用、保存家庭急救箱用品及药物。	

任务习题

1. 单选题:下列属于抗过敏药物的是(　　　　)。
   A. 洛哌丁胺
   B. 复方氢氧化铝
   C. 硝酸甘油片
   D. 氯苯那敏

2. 多选题:下列属于家庭急救箱需要准备的物品有(　　　　)。
   A. 酒精
   B. 脱脂棉
   C. 感冒药
   D. 解热镇痛药

3. 思考题:
在配备家庭药箱时,有哪些方面需要注意?

任务小结

任务名称	协助老年人配备及使用家庭急救箱	姓名		学号	
学习目的	1. 了解家庭急救箱配备的目的及原则。 2. 熟悉家庭急救箱的使用及保存要求。 3. 掌握家庭急救箱常用药品及物品。 4. 能为老年人配备家庭急救箱并指导其正确使用。					
学习内容					
家庭急救箱常见急救器具的配备					
家庭急救箱常见外用药的配备					
家庭急救箱常见内用药的配备					
家庭常备药应遵循的原则及注意事项					

任务实践

任务名称	协助老年人配备及使用家庭急救箱	姓名		学号	
实践时间		实践地点			
实践要求	结合任务实施流程,开展实践练习。设计一份老年人家庭急救箱配备与使用为主题的健康宣传海报。				
实践过程记录					
实践心得体会					
教师评价					

任务拓展

1. 拓展案例

"老年患者受基础疾病较多、机体代谢水平较差以及合并多种用药等因素影响，发生药品不良反应的风险更大。随着社会老年化趋势的发展，老年群体正逐渐增多。"1月18日，在中国中药协会合理用药专委会年度会议暨"药健康"公益项目启动会上，北京大学第一医院中医、中西医结合科主任张学智等多位药学专家提出，针对老年慢病人群强化合理用药、安全用药管理迫在眉睫。

近年来，国家药品不良反应监测年度报告显示，在我国人口老龄化加重以及医疗保健制度的完善背景下，老年人群用药量不断加大，不良反应占比持续上升，2022年药品不良反应监测数据显示，65岁以上老年患者的不良反应报告占全部人群报告的32.3%。

国家老年疾病临床医学研究中心、北京医院药学部主任金鹏飞对于老年患者群体用药的隐忧亦深有感触。"老年患者群体自我治疗的风险远远大于在医疗机构用药的风险，我们在临床上观察到不少因自己服用药物治疗而导致肝肾损伤的案例。"金鹏飞建议，考虑到老年人群的生理病理有其特殊性，对于这一群体的合理用药情况的监测应当加强。临床上用药要注意遵循五种药原则，即对于老年患者开药的数量要尽量控制在五种以内，同时加强对用药过程的监测、评估。更重要的是，建议老年人及其家属避免随意自我药疗，不宜凭自己的经验自作主张，随便联合用药，不要轻信民间"偏方""秘方"，以免延误治疗或因药物间相互作用带来疗效下降或毒性增加，这就要求对老年患者人群的科普要尽量做到低门槛、广覆盖。（《人民日报》健康客户端）

2. 任务要求

认真阅读案例，积极思考并以小组为单位开展以下任务：

（1）结合本任务所学内容，开展老年人安全用药健康科普社会服务。

（2）查阅资料，学习国家药监局发布的《药品说明书适老化及无障碍改革试点工作方案》，结合该方案讨论如何对药品说明书进行适老化改造，让老年人"看得清""弄得懂"。

模块二

老年人常见病症的应急救护

模块描述

随着年龄的增长，老年人更容易受到各种常见病症的困扰，这些病症可能突然发作，需要迅速且正确的应急救护。本模块提供了针对老年人常见病症的应急救护知识，包括发热、晕厥、急性冠状动脉综合征、心搏骤停、脑卒中、气道异物梗阻、癫痫发作和支气管哮喘等紧急情况的处理。每个任务都细分为识别和救护两个部分，旨在帮助护理人员和家庭成员提高对老年病症的认识，掌握有效的急救技能，以保障老年人的健康和安全。

学习目标

了解：
- ◇ 老年人发热的常见原因及其对身体的潜在影响。
- ◇ 晕厥的常见原因及其对老年人健康的影响。
- ◇ 急性冠状动脉综合征的病因、病理及临床表现。
- ◇ 心搏骤停的基本概念、原因和预防措施。

熟悉：
- ◇ 晕厥的症状和可能的诱发因素。
- ◇ 脑卒中的分类、病因及危险因素。
- ◇ 气道异物梗阻的常见原因和预防措施。
- ◇ 癫痫发作的常见诱因和长期管理策略。
- ◇ 支气管哮喘的诱发因素和日常管理方法。

掌握：
- ◇ 急性冠状动脉综合征的早期识别技巧。
- ◇ 心搏骤停的识别方法和急救程序。
- ◇ 脑卒中的迹象和急救措施。
- ◇ 气道异物梗阻的识别和急救技术。
- ◇ 癫痫发作的特征和应急处理方法。
- ◇ 支气管哮喘急性发作的识别和急救技能。

任务1　发热

任务目标

知识目标：

- ◇ 了解物理降温的影响因素。
- ◇ 熟悉测量体温的注意事项。
- ◇ 熟悉物理降温的作用。
- ◇ 掌握老年人体温的正常范围。
- ◇ 掌握温水擦浴操作流程。

能力目标：

- ◇ 能根据老年人评估结果，正确选择测量体温的工具。
- ◇ 能对老年人进行体温相关健康指导。
- ◇ 能为老年人正确测量体温。
- ◇ 能对居家老人出现发热采取正确的应对措施开展应急救护。
- ◇ 为老年提供应急救护时，具备人文关怀的职业素养。

素质目标：

- ◇ 与老年人交流沟通时，具备良好的协调沟通能力。
- ◇ 操作工作中具备细致、严谨的工作态度。
- ◇ 工作中具备牢固的安全意识。
- ◇ 为老年提供应急救护时，具备人文关怀的职业素养。

任务 1-1 体温的测量与判断

任务导入

近日,慈溪市横河镇流动发热门诊服务启动,横河镇中心卫生院的医护人员首站来到石堰村文化礼堂,为村民提供家门口的便捷诊疗服务。量体温,测血压,问病情……在印有"慈溪先锋驿站横河奋进号"字样的大巴车内,设备一应俱全,一名医生和一位护士正有序地为村民进行义诊,并详细地给出意见和建议。

"听说这里有义诊我就过来了。"村民陆奶奶表示,她年纪大了去医院不方便,现在村卫生室药也紧张,子女工作又忙,"这个义诊离我家很近,排队的人也不多,很方便。"当天的义诊从上午8点半持续至11点,共接待了30余人,都是年龄偏大的村民。

(案例来源:学习强国"宁波慈溪市融媒体中心"2022-12-26)

请你为陆奶奶及前来义诊的村民进行体温测量。

任务分析

一、体温的正常值

体温是人体体表温度的简称。正常情况下,体温在一定范围内相对稳定;而在病理情况下会出现不同程度的变化,且极其敏感。由于测量方法的不同,其正常值的参考范围略有差异,一般情况下,老年人的体温口测法为 36.3~37.2 ℃,肛测法为 36.5~37.2 ℃,腋测法为 36.0~37.0 ℃(见表 2-1-1)。然而体温并不是固定不变的,可随性别、年龄、昼夜、运动和情绪的变化等因素而有所波动,但这种改变经常在正常范围内。

表 2-1-1　健康成人不同部位的体温范围及平均值

部位	体温正常范围	备注
口腔	36.3~37.2 ℃（平均为 37.0 ℃）	
腋窝	36.0~37.0 ℃（平均为 36.5 ℃）	
直肠	36.5~37.7 ℃（平均为 37.5 ℃）	不常用

二、体温计的种类与构造

（1）水银体温计：又称玻璃体温计，是临床上最常用的体温计。分为口表、腋表和肛表 3 种（见图 2-1-1）。

（2）电子体温计：采用电子感温探头来测量体温，测得的温度可直接由数字显示器显示，具有使用方便、准确且灵敏度高的特点（见图 2-1-2）。

（3）其他：感温胶片、红外线体温计（见图 2-1-3）。

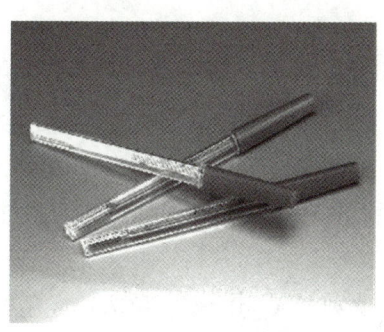
图 2-1-1　水银体温计

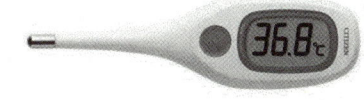
图 2-1-2　电子体温计

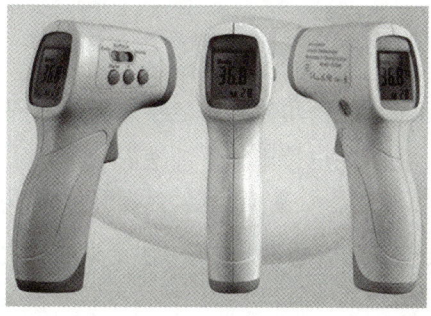
图 2-1-3　红外线体温计

三、水银体温计的测量方法

（一）测量目的

（1）判断体温有无异常。
（2）动态监测体温的变化，分析热型及其伴随症状。
（3）为诊断、预防、治疗和护理等提供依据。

（二）事前评估

（1）老年人的一般情况，如年龄、病情、临床诊断、治疗历史等。
（2）老年人的意识状态、心理状况及合作程度，以确定测量的方法。
（3）有无影响体温测量准确性的因素存在。
（4）检查测量体温处皮肤黏膜有无异常。

（三）事前准备

（1）操作者准备：着装规范整洁，修剪指甲，洗手，戴口罩，具备良好的沟通能力，能够与老年人顺畅交流。
（2）老年人准备：老年人了解测量体温的目的、方法，愿意配合；测量前30分钟避免激动、情绪紧张及沐浴、运动、进食、冷热疗、灌肠等活动；根据不同的测量方法取舒适体位。
（3）环境准备：安静、整洁、光线充足，必要时关闭门窗、拉床帘或用屏风遮挡。

（四）实施方法

1. 水银体温计的操作方法（腋下测量法）

（1）暴露测量上肢：打开被头一角，暴露老年人需测量部位。
（2）解开老年人衣扣，用干毛巾擦干腋下汗液。
（3）将水银柱甩至 35 ℃以下。
（4）将体温计水银端放于腋窝深处紧贴皮肤，协助老年人右上肢屈臂过胸夹紧体温计。
（5）记录测试时间。
（6）取出体温计：告知老年人测量时间已到，取出体温计，擦净体温计汗渍。

（7）读取体温数值。

（8）消毒体温计：将体温计甩至 35 ℃以下，放入消毒盒消毒。

图 2-1-4 所示为测量体温的三种方法。

❶ 口腔测量法

- 贴于舌头根部的左边或右边

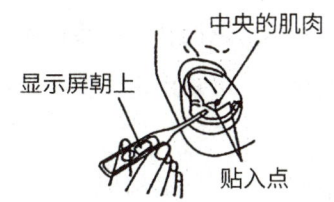

- 用舌头紧贴体温计

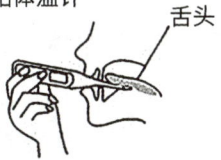

- 用手扶住，避免体温计移动
- 测量过程中不要张开嘴巴不要用嘴呼吸

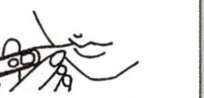

❷ 腋下测量法

- 贴于腋下的中央部位

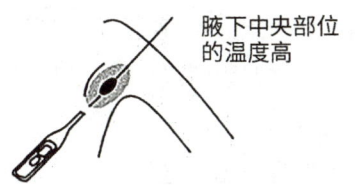

- 稍稍用力向上推，夹住为了使体温计与身体充分接触，谓轻轻按住胳膊

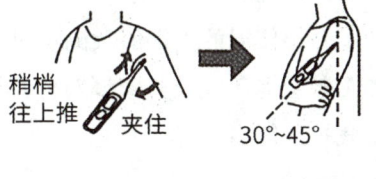

警告：请防止小孩打开电池盖，误食电池。
使用前请详细阅读使用说明书！

❸ 肛门测量法

- 常用于幼儿难以测量口腔或腋下温度时
- 用溶胶剂润滑，请勿使用凡士林油
- 将探头端轻轻插入肛门1.3cm（不可太深，以免损伤肛门）如遇到阻力，请勿将探头端强行插入肛门
- 使用后请对体温计消毒

图 2-1-4　测量体温的三种方法

2. 注意事项

（1）避免影响测温的因素。进食、饮水、吸烟、面颊部冷热敷、沐浴、坐浴、灌肠、腋窝局部冷热敷者，须待30分钟后方可测量相应部位的体温。

（2）合理选择测量部位。精神异常、昏迷、口鼻腔手术或呼吸困难及不能合作者，均不宜口腔测温。腋下有创伤、手术、炎症，腋下出汗较多者，肩关节受伤或过度消瘦不易夹紧体温计者均不宜腋窝测量。腹泻、直肠或肛门手术、心肌梗死者不宜直肠测温。

（3）为意识不清或不合作的老年人测体温时，应设专人守护，防止出现意外。

（4）如老年人不慎咬破水银温度计，应立即清除口腔内玻璃碎片，以免损伤口腔及食管黏膜，再口服蛋清或牛奶，以延缓汞的吸收。若情况允许，可食用富含粗纤维食物，以促进汞的排出。

（5）发现体温与老年人情况不相符合时，应留观监测，必要时做对照复测。

3. 健康教育

（1）向老年人及其家属解释体温监测的重要性，学会正确测量体温的方法，以保证测量结果的准确性。

（2）介绍体温的正常值及测量过程中的注意事项。

（3）教会老年人及其家属对体温的动态观察，提供体温过高、体温过低的护理指导，增强自我护理能力。

四、发热和体温过低

1. 发热

发热的原因很多，主要有感染性发热和非感染性发热两大类，其中以感染性发热最常见。感染性发热可由各种病原微生物，如病毒、细菌、支原体等引起。非感染性发热可见于中暑、脑外伤、甲亢等。

2. 体温过低

体温过低主要见于休克、严重营养不良、甲状腺功能低下及过久暴露于低温环境中。

任务实施

实施环节	实施要求	注意事项
准备	1. 物品准备： （1）体温测量盘内备已消毒的体温计、消毒纱布，另备一盛有消毒液的容器（初次消毒体温计用）。 （2）记录本、笔、有秒针的表。 （3）如测肛温，另备润滑剂、棉签、卫生纸。 2. 人员准备： （1）着装规范整洁，修剪指甲，洗手，戴口罩，具备良好的沟通能力，能够与老年人顺畅交流。 （2）老年人准备：老年人了解测量体温的目的、方法，愿意配合；测量前30分钟避免激动、情绪紧张及沐浴、运动、进食、冷热疗、灌肠等活动；根据不同的测量方法取舒适体位。 3. 环境准备：安静、整洁、光线充足，必要时关闭门窗、拉床帘或用屏风遮挡。 4. 沟通：与老年人/家属做好沟通解释。	
水银体温计的操作	1. 暴露测量上肢，评估并做好准备。 2. 将水银柱甩至 35 ℃以下，水银端放于腋窝深处紧贴皮肤，协助老年人右上肢屈臂过胸夹紧体温计。 3. 记录测试时间，等待测量时间到，告知老年人，取出体温计，擦净体温计汗渍。 4. 读取体温数值并记录，将体温计甩至 35 ℃以下，放入消毒盒消毒。 5. 结合老年人自身情况向老年人进行健康教育。	
开展健康指导	告知老年人测量结果，与老年人沟通，结合老年人自身情况，为老年人提出健康指导，提高老年人的保健意识。	
整理	整理用物，向老人致谢，离开。	

任务习题

1. 单选题：老年人腋温的正常范围是（　　　）。
   A. 36.3～37.2 ℃
   B. 36.5～37.2 ℃
   C. 36.0～37.0 ℃
   D. 36.0～37.2 ℃

2. 多选题：下列关于老年人测量体温的操作方法中错误的有（　　　）。
   A. 直接解开老年人衣扣
   B. 解开老年人衣扣后，将体温计水银端放于腋窝深处紧贴皮肤
   C. 取出体温计后，放入消毒盒消毒
   D. 将体温计水银端放于腋窝深处紧贴皮肤，协助老年人右上肢屈臂过胸夹紧体温计

3. 思考题：
如何正确使用电子体温计为老年人测量体温？

任务小结

任务名称	为老年人测量体温	姓名		学号	
学习目的	1. 熟悉测量体温的注意事项。 2. 掌握老年人体温的正常范围。 3. 能根据老年人评估结果，正确选择测量体温的工具。 4. 能对老年人进行体温相关健康指导。 5. 能为老年人正确测量体温。				
学习内容					
体温的正常值					
体温计的种类与构造					
老年人体温的正常范围					
水银体温计的测量方法					
发热和体温过低					

任务实践

任务名称	为老年人测量体温	姓名		学号	
实践时间		实践地点			
实践要求	以小组为单位开展实践练习。模拟演练对发热的居家老人测量体温并向老人提供健康指导。				
实践过程记录					
实践心得体会					
教师评价					

任务 1-2　为老年人进行物理降温

任务导入

"马上出发！有老人出现高热和血氧饱和度低的情况。"一辆 120 救护车返回北京市朝阳区霞光里急救工作站，车组人员刚刚完成消毒就接到了下一个紧急任务。大家来不及坐下休息，一路小跑迅速上车，全速赶往患者家中，从接到电话到车辆起动，用时不到两分钟。在飞速行驶的急救车上，车组贾医生拨通了患者照护员的联系电话，"您好，请问老人现在状态怎么样？您别着急，先为老人进行物理降温，我们马上就到！"简单交流后，贾医生放下电话，一边叮嘱搭档护士和担架工稳、准、快地做好抢救准备，整理可能要用到的医疗设备和药品，一边为司机导航指路，以便尽快到达患者住处。

（案例来源：学习强国——北京学习平台 2023-01-04）

请根据医护人员的指令，为老年人进行物理降温。

任务分析

一、物理降温的基本知识

物理降温（冷疗法）是利用低于人体温度的物质，作用于机体的局部或全身，以达到止血、止痛、消炎和退热等目的的一种治疗方法。高热老年人除药物治疗外，最简易、有效、安全的降温方法就是物理降温方法。

根据冷疗面积及方式，冷疗法可分为局部冷疗法和全身冷疗法。局部冷疗法包括使用冰枕、冰袋、冰帽、冷湿敷法和化学致冷袋等；全身冷疗法包括温水擦浴、乙醇擦浴等。

二、物理降温的作用

1. 控制炎症扩散

化脓早期用冷疗法，可使局部毛细血管收缩、血流减慢、降低细胞的新陈代谢和微生物的活力,从而限制炎症的扩散。

2. 减轻局部充血和出血

局部软组织损伤的早期应用冷疗法,可以通过收缩局部毛细血管来减轻局部组织的充血和出血。

3. 减轻疼痛

冷可以抑制细胞的活动,降低神经末梢的敏感性,从而减轻疼痛。同时冷疗后,毛细血管通透性降低,使充血、肿胀的组织对神经末梢的压迫减轻,从而缓解疼痛,在牙痛和烫伤时可使用冷疗法。

4. 降温

冷直接和皮肤接触,通过物理作用,可通过传导散发体内的热量,降低高热及中暑老年人的体温。对于脑外伤和脑缺氧的老年人,还可以用来降低局部或全身的体温,以减少脑细胞耗氧量,利于脑细胞功能的恢复。

三、物理降温效果的影响因素

1. 冷疗时间

冷疗的时间应根据应用目的、机体状态和局部组织情况而定,一般冷疗法的时间为10~30分钟。

2. 冷疗面积

冷疗效果与冷疗面积的大小有关。若全身用冷,冷疗面积大,则效果较好;反之,则较差。

3. 个体差异

由于老年人的年龄、疾病和机体状况等各有不同,因此他们对冷疗法的耐受性也不相同。如高热老年人可用冷疗法降温,而麻疹高热老年人则不可用冷疗法降温。对老年人采用冷疗法时应慎重。对末梢循环不良者,应禁用冷疗法。

4. 环境温度

环境温度直接影响着冷疗法的效果。如在寒冷干燥的环境中采用冷疗法,效果会更好。

四、温水擦浴

(一) 定义

温水擦浴是利用温水接触身体皮肤,通过温水的蒸发、传导作用增加机体的散热,达到降温的目的。温水擦浴的要求如下(见图 2-1-5):

(1) 温水擦浴的水温设定为 32~34℃。温水的配置技巧是先加冷水,再加热水,最后再用水温计确定温度。

(2) 温水擦浴的手法:小毛巾缠在手上成手套式,以离心方向边擦边按摩。

(3) 温水擦浴的部位:擦拭腋下、掌心、腹股沟、腘窝、脚心等部位,用力可略大,时间可稍长,有利于降温。禁擦胸前区、腹部、后颈,这些部位对冷刺激敏感,容易引起不良反应。

(4) 一般温水擦浴时间为 10~20 分钟。

(5) 高热老年人使用温水擦浴降温时应在头部放置冰袋,足部放置热水袋。

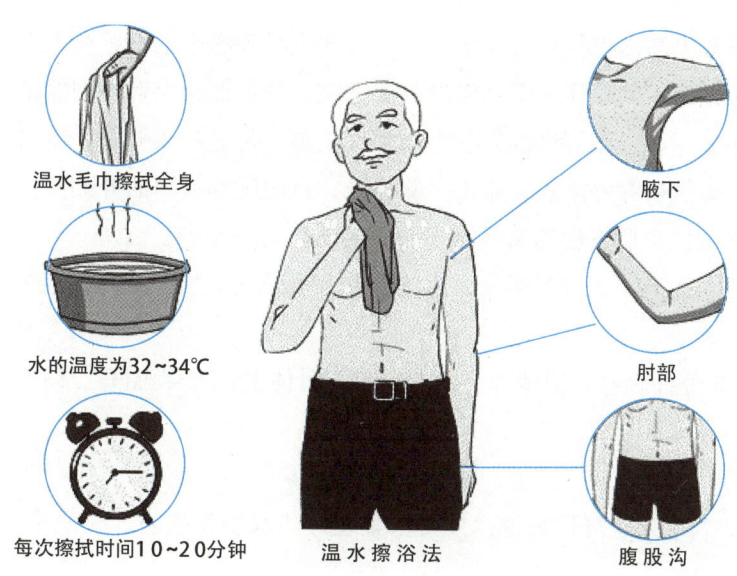

图 2-1-5 温水擦浴

(二) 使用温水擦浴为高热老年人进行物理降温

1. 技能操作步骤与流程

用温水擦浴为高热老年人降温的技能操作步骤与流程如图 2-1-6 所示。

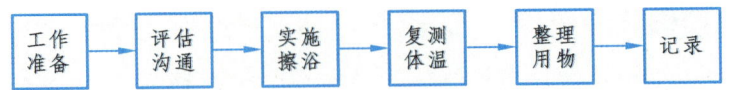

图 2-1-6　用温水擦浴为高热老年人降温的技能操作步骤与流程

1）工作准备

（1）物品准备：32～34℃温水1盆，内浸纱布或小毛巾2块；大毛巾、冰袋、热水袋、布袋或毛巾2块；屏风；必要时可备干净衣裤1套；体温计、体温记录单、笔。

（2）环境准备：环境安静整洁；温湿度适宜，最好为22～24℃；关闭门窗，用屏风遮挡老年人身体。

2）沟通与评估

操作者向老年人解释操作的目的，取得老年人的配合，同时详细评估老年人的身体状况是否适合进行操作。

3）实施擦浴

（1）操作者打开老年人盖被，将准备好的冰袋、热水袋用布袋或小毛巾包裹，在老年人的头部放冰袋，脚下置热水袋。

（2）协助老年人露出擦拭部位，垫大毛巾，拧干浸湿的小毛巾缠在手上成手套式，以离心方向边擦边按摩，其顺序如下：露出一侧上肢，自颈部沿上臂外侧擦至手背，自侧胸部经腋窝内侧擦至手心，用同样的方法擦拭另一上肢；使老年人侧卧，露出背部，自颈向下擦拭全背部，擦拭后穿好上衣；露出一侧下肢，自内髋部沿腿的外侧擦至足背，自腹股沟的内侧擦至踝部，自股下经腘窝擦至足跟；同法擦另一下肢。

（3）擦干后，为老年人穿好裤子，移去热水袋和冰袋，协助老年人盖好被子。

4）复测体温

温水擦浴30分钟后养老护理师协助老年人测量体温，如体温降至38.5℃，则可取下头部冰袋。

5）整理记录

操作者协助老年人取舒适卧位，按要求整理好热水袋和冰袋，洗手并记录体温变化。

2. 注意事项

（1）温水擦浴过程中应注意保暖。

（2）温水擦浴过程中注意保护老年人的隐私，避免暴露过多。

（3）温水擦浴过程中注意保护老年人的安全，避免坠床的发生。

任务实施

实施环节	实施要求	注意事项
准备	做好环境准备、人员准备、物品准备。	
评估沟通	向老年人解释操作的目的,取得老年人的配合;详细评估老年人的身体状况,以确认是否可进行操作。	
实施操作	注意操作正确,人文关怀,保护老年人隐私。	
复测体温	操作30分钟后协助老年人测量体温,注意操作正确,人文关怀。	体温测量操作方法见本任务1-1
配合冰袋降温（必要情况下）	必要情况下,为高热老人配合实施冰袋降温,等待医疗人员到达。	见本任务【知识链接】
沟通指导	与老年人沟通,结合老年人自身情况,为老年人提供健康指导,疏缓老年人恐惧紧张情绪。	

知识链接

冰袋的使用

1. 冰袋简介

冰袋是最常用的局部冷疗工具对于需要降温、减少出血和缓解局部疼痛的老年人常需使用。常用的冰袋有自制冰袋和化学冰袋两种。

（1）自制冰袋。自制冰袋的做法是把砸碎的小冰块放入凉水盆中,融去冰块棱角;将冰袋斜放于桌面上,向其中放入冰块至袋容量的 1/2,再放入少许冷水;缓慢放平冰袋使液体接近冰袋口,排出冰袋内的气体后夹紧冰袋口;擦干冰袋外部的水渍并倒提抖动,检查有无漏水,然后套上布套。

（2）化学冰袋。将化学冰袋内芯取出,使两侧化学冰冻介质（硝酸铵和结晶碳酸钠）充分混合,检查无漏液后装入布袋或用毛巾包裹即可使用。

高热老年人降温可将冰袋放置于前额、头顶或体表大血管处,避开禁用冷疗的部位(如胸部心前区、腹部、足底、耳廓等部位)。一般冷疗的时间为 10~30 分钟,时间过长或反复使用冷疗法,可导致不良反应,如寒战、面色苍白、冻疮,甚至影响呼吸或心率。

2. 冰袋的使用禁忌

（1）组织破损及慢性炎症的老年人禁用冷疗法。由于冷疗法会使局部毛细血管收缩，血流量减少，致使组织营养不良，会影响伤口愈合及炎症吸收。

（2）局部组织血液循环明显不良的老年人禁用冷疗法。冷疗法会加重血液循环障碍，导致局部组织缺血、缺氧，甚至出现变性、坏死。

（3）有些老年人对冷刺激格外敏感，用冷疗法后会出现皮疹、关节疼痛、肌肉痉挛等情况，因此不能使用冷疗法。

（4）禁用冷疗法的部位：枕后、耳廓、阴囊处，用冷疗法后容易引起冻伤；心前区，用冷疗法后会出现反射性心率减慢和心律失常；腹部，用冷疗法会造成腹泻；足底，用冷疗法不仅会使末梢血管收缩，影响散热，而且会反射性地引起一过性冠状动脉收缩，可诱发心绞痛。

3. 用冰袋为老年人冷疗

用冰袋为老年人冷疗的操作步骤与流程如图 2-1-7 所示。

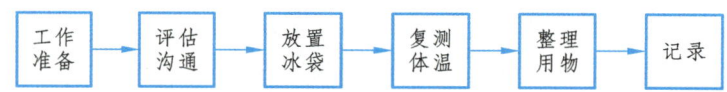

图 2-1-7　冰袋物理降温的技能操作步骤与流程

1）工作准备

根据实际情况准备自制冰袋或化学冰袋数个并检查化学冰袋是否完好，另备布套或小毛巾、体温计、体温记录单、笔。

2）评估沟通

操作者向老年人解释操作的目的，取得老年人的配合；详细评估老年人的身体状况，以确认是否可进行物理降温操作。

3）放置冰袋

（1）操作者用布套或小毛巾将冰袋包裹，置于老年人的前额、头顶和体表大血管处，如腹股沟、腋下，禁止用冰袋直接接触皮肤。

（2）使用冰袋期间，操作者要经常询问老年人的感受，观察冰袋的情况及局部皮肤的颜色、有无冻伤等。冰块融化后应及时更换。

4）复测体温

物理降温后等 30 分钟应给予复测体温，观察降温效果。若采用腋下测温，应注意要在未放置冰袋侧腋窝处测量体温。

5）整理用物

（1）待老年人的体温下降后取出冰袋，整理床单位，安置好老年人，取舒适卧位。

（2）将冰袋中的冰水倒空，倒挂冰袋晾干，吹入空气后夹紧袋口（以防两层橡胶粘连），放于通风阴凉处，清洗袋套，晾干备用。若使用一次性化学冰袋，用完后按医疗垃圾分类处置。

6）记录

洗手后，记录老年人使用冰袋前后的体温变化。

4. 注意事项

（1）操作者每10分钟观察使用冷疗法部位的皮肤状况，若有苍白、青紫、灰白、颤抖或麻木感须立即停止使用。

（2）化学冰袋使用前应检查有无破损，防止破损后化学物质渗漏，造成皮肤损伤。

（3）应密切观察老年人的病情及体温变化。一般体温降温后不宜低于36 ℃，如有异常及时报告。

任务习题

1. 单选题：禁忌用冷疗法的部位不包括（　　）。

    A. 枕后、耳廓、阴囊处

    B. 心前区、足底

    C. 腹部

    D. 腘窝

2. 多选题：下列关于为老人进行物理降温处理方式正确的是（　　）。

    A. 局部冷疗法包括使用冰枕、冰袋、冰帽、冷湿敷法和化学致冷袋等

    B. 全身冷疗法包括温水擦浴、乙醇擦浴等

    C. 局部冷疗法包括使用冰枕、冰袋、冰帽、冷湿敷法和乙醇擦浴等

    D. 全身冷疗法包括使用冰袋、冷湿敷法等

3. 思考题：

在为老年人实施物理降温后为什么还要等30分钟才能复测体温？

任务小结

任务名称	为老年人进行物理降温	姓名		学号	
学习目的	1. 了解物理降温的影响因素。 2. 熟悉物理降温的作用。 3. 掌握温水擦浴操作流程。 4. 能对居家老人出现发热采取正确的应对措施开展应急救护。 5. 为老年人提供应急救护时，具备人文关怀的职业素养。				
学习内容					
物理降温的基本知识					
物理降温的作用					
物理降温的影响因素					
温水擦浴的流程					

任务实践

任务名称	煤气中毒的应急救护	姓名		学号	
实践时间		实践地点			
实践要求	结合任务实施流程,开展实践练习。以小组为单位开展实践练习。模拟演练对发热的居家老人进行温水擦浴并向老人提供健康指导。				
实践过程记录					
实践心得体会					
教师评价					

任务拓展

1. 拓展案例

> 要完善制度、改进工作，推动养老事业多元化、多样化发展，让所有老年人都能老有所养、老有所依、老有所乐、老有所安。
>
> ——习近平

【新华社北京10月5日电】党的十八大以来，在以习近平同志为核心的党中央领导下，我国践行积极应对人口老龄化的"中国方案"，推动解决老年人养老、健康、精神文化生活、社会参与等方面的现实需求问题，努力满足亿万老年人对美好生活的新期待。

十年来，"养老"有了怎样的变化？

10月4日重阳节这天，北京市朝阳区安华怡园养老照料中心热闹非凡。节日活动中，86岁的李明丽为40多位"老伙伴"讲述了重阳节的由来。

这是李明丽入住养老照料中心后的第一个重阳节。儿女工作忙、住得又远，曾经，李明丽和老伴只能互相搀扶着过日子。2021年，老伴生了一场病，从此离不开尿管。需要专业照护的管路护理，让李明丽犯了难。经多方了解，一家人决定将二老送到距离儿子家较近的安华怡园养老照料中心。

这家"藏"在老旧小区中的养老照料中心，主要接收失能和部分失能老人，能够容纳５０人居住。李明丽老伴的照护难题解决了，儿女看望老两口也更方便。

"安华西里社区老年人多，这种嵌入式的养老机构能够满足居住需求，专业的照料也能让老人的子女放心。"安华怡园养老照料中心院长杜巧玲说。

照料中心每天上下午各有一小时锻炼时间。李明丽腿脚不便，坚持坐着完成手指操和健身操。"练手也是在练脑，现在我还思路清晰，这样做可以防衰老。"

每月召开座谈会听取老人们对饮食的意见，保证合理膳食的同时尽力满足个性化需求；与医养结合签约医疗卫生机构合作，为失能老人提供换尿管等专业服务；定期为老年人洗澡、理发、修脚……住在这样的养老照料中心，李明丽感到踏实又舒心。

【数说十年变化】十年来，我国大力完善社区居家养老服务网络，逐步构建居家社区机构相协调、医养康养相结合的养老服务体系。

截至2022年第一季度，全国各类养老服务机构和设施达36万个，床位812.6万张，床位数是 2012 年底的近 2 倍。目前，社区养老服务基本覆盖城市社区和半数以上农村社区。随着家庭养老床位、时间银行、老年餐桌等服务模式不断涌现，越来越多老年人在家和社区就能享受到各种日常服务。

2. 任务要求

认真阅读案例，积极思考并以小组为单位开展以下任务：

（1）思考近十年养老有了怎样的变化？

（2）查阅资料，搜集国家近年来关于"养老照料中心"相关政策和新闻；讨论并举例说明当前我国"养老照料中心"的发展与前景。

任务 2　晕厥

任务目标

知识目标：

- 了解晕厥的概念。
- 了解晕厥的病因类型。
- 熟悉晕厥的易发人群。
- 掌握晕厥的急症特点。
- 掌握晕厥的应急救护原则及注意事项。

能力目标：

- 能正确识别晕厥的急性症状。
- 能对晕厥老年病人采取正确的应对措施开展应急救护。

素质目标：

- 急救工作中具备细致、严谨的工作态度。
- 急救工作中具备牢固的安全意识。
- 为老年人提供应急救护时，具备人文关怀的职业素养。

任务 2-1　晕厥的识别

任务导入

　　2024 年 4 月 22 日，江西南昌 9 路公交车上一名老人突然晕倒，危急时刻，驾驶员李春联合交警及时救助老人并将其妥善送医。

　　当天 15 时 27 分，李春驾驶公交车行驶至抚生路灌婴路口时，身后突然传来乘客的惊呼："师傅，有人晕倒了！"李春立即靠边停车，只见车厢内一位老人坐在椅子上昏迷不醒，前排的乘客热心地用手扶住老人防止她摔倒。李春上前察看老人情况，并拨打 120 急救电话。此时，一名执勤交警刚好路过，李春下车向交警求助。交警立即疏散周边车辆，为救护车的到来畅通道路。李春打开车窗通风，并一直呼喊这位昏迷的老人。老人微微清醒后，李春又递水给老人补充体力。不到 10 分钟，救护车赶到现场，将老人送至南昌市第六医院治疗。

（案例来源：学习强国"南昌日报"2024-4-23）

面对此类紧急情况，你如何判断该老人的病情。

任务分析

一、晕厥的概念

　　晕厥（syncope）是指一过性广泛脑供血不足所致的意识丧失状态。发作时除意识完全丧失外，病人因全身骨骼肌张力减低，不能维持在正常姿势而就地摔倒，一般为突然发作，迅速恢复，很少有后遗症。

　　晕厥与其他类型头晕的区别如图 2-2-1 所示。

一张图看懂4大类头晕

种类	感受	可能原因
眩晕 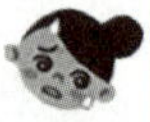	眼前天旋地转 有如坐咖啡杯	耳石脱落症 梅尼尔氏症 前庭神经炎 中风、肿瘤
头昏 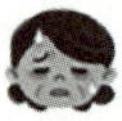	感觉昏昏涨涨 浑身不清爽	发烧、中暑 心理因素 过度操劳 睡眠不佳
晕厥 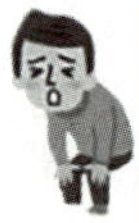	有气无力 快晕倒 眼前一片黑易晕倒	姿态性低血压 受刺激(如晕针) 心瓣膜疾病 中暑
不平衡 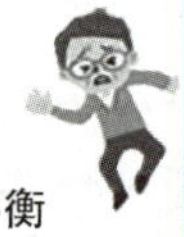	失去平衡感、不稳 有如走在吊桥上	神经系统疾病 小脑疾病 周边神经病变

图 2-2-1　晕厥与其他类型头晕的区别

二、急性冠状动脉综合征的易发人群

晕厥的易发人群包括老年人、身体虚弱或体质不好的人、较长时间没吃饭或吃饭少的人、长期缺乏运动和锻炼的人、服用降血压药物的人、有严重心脏病或其他慢性病的人。

三、晕厥的病因类型

1. 反射性晕厥

反射性晕厥又称血管舒缩障碍，如血管迷走性晕厥、体位性低血压、颈动脉窦综合征、排尿性晕厥、咳嗽性晕厥及疼痛性晕厥等，发生机制是各种刺激导致的回心血量减少、心输出量减少、血压下降导致的脑供血不足。

2. 心源性晕厥

心源性晕厥是因心脏结构、节律及收缩力改变使心排血量突然减少或心脏停搏，导致脑组织缺氧而发生晕厥。心源性晕厥常为猝死的前奏或组成部分，是所有晕厥中最危险的一种类型。根据心脏疾病类型，心源性晕厥可以分为心律失常性晕厥、心脏缺血相关性晕厥、结构性心血管疾病导致的晕厥，三类心脏疾病均可突发心博骤停导致晕厥。

3. 脑源性晕厥

由于脑部血管或主要供血于脑部的血管发生一时性广泛缺血所出现的晕厥。最常见的病因是动脉粥样硬化引起管腔狭窄或闭塞、高血压引起的脑动脉痉挛、颈部疾患所引起的椎动脉受压。

4. 代谢性晕厥

人的意识维持除了依赖脑血流供应外，还需依赖血液中的葡萄糖和氧气，任何原因引起的一过性低氧血症或血糖过低，均可引起晕厥。常见的原因有过度通气综合征、哭泣综合征、一氧化碳中毒、重度贫血等。

四、晕厥的病程及症状

晕厥的特点为突然发生迅速的、短暂的、自限性的并且能够完全恢复的意识丧失，即"来得快，去得快"。病人意识丧失的持续时间多在 30 秒之内。按病程可分为三个阶段：

（1）前期（先兆晕厥）：病人常有头晕、乏力、面色苍白、黑蒙、心悸、出汗、视物模糊等前驱症状。

（2）发作期：病人发生意识丧失、肌张力消失、就地跌倒等，部分病人可有脉搏微弱、血压下降、瞳孔散大和大小便失禁。

（3）恢复期：病人意识恢复，部分病人可有嗜睡、头晕、恶心、胸闷、胸痛、出汗、疲乏等。

任务实施

实施环节	实施要求	注意事项
晕厥的概念	说出晕厥的概念。	
急性冠状动脉的诱因	说出常见的引起疾病发生的诱因。	
急性冠状动脉的急症特点	分别描述疾病发生时可能出现的症状特点。	
急性冠状动脉综合征的预防措施	能为高危人群提供合理的预防措施。	

知识链接

如何区别"晕厥""昏迷""休克"

1. 晕厥（短暂意识丧失，但可迅速恢复）

由于一时性、广泛性脑供血不足所致的短暂意识丧失状态，发作时患者因肌张力消失不能保持正常姿势而倒地。晕厥需符合4个临床特征：

（1）发病突然，没有任何先兆。刚刚跟你说话，一转身"扑通"一声就摔倒在地。

（2）从发病到意识丧失时间很短，根本没有过渡阶段。许多人回忆不起摔倒前有何不舒服，或是如何摔倒的。

（3）是完全的意识丧失。许多人伴有摔伤，甚至大小便失禁。

（4）自己苏醒。一般意识丧失不超过20秒，但人完全恢复正常状态可能需要几分钟。

2. 昏迷（持续的意识丧失，恢复较难）

由于人脑的正常功能受到严重干扰，往往会陷入无知觉的状态，大声喊叫或摇动均不能使其醒来。昏迷指患者持续意识不清醒，对外界刺激的反应减退或者消失。昏迷一般是逐渐发生、发展而来的，不是突发性的，而且持续时间也比晕厥要长许多。按严重程度分为轻度昏迷、中度昏迷和深度昏迷。

3. 休克（很少意识丧失，最为严重）

休克是指严重的疾病导致血液循环障碍，引起全身器官供血不足的状态。它最明显的特征首先是"低血压"。它与晕厥截然不同。

（1）休克有先兆：有些人甚至有多年的疾病先兆，不像晕厥是突然摔倒。

（2）休克一般很少意识丧失，多数情况下可出现意识模糊，但绝对有意识。

（3）休克患者主要表现在血压持续低，需用升压药来维持。一旦升压药维持不住，最终会出现意识丧失。但这种意识丧失不像晕厥只丧失20秒就自动苏醒，而是意味着死亡。日常生活中最常见的休克诱因为外伤失血性休克、产伤失血性休克、重症感染性休克等。

任务习题

1. 多选题：下列可能导致晕厥的有（　　　　）。

    A. 低血糖

    B. 体位性低血压

    C. 急性心梗

    D. 短暂性脑缺血发作

2. 多选题：下列表现属于晕厥的是（　　　　）。

    A. 头晕、乏力、面色苍白、黑蒙

    B. 心悸、出汗、视物模糊

    C. 意识丧失、血压下降、大小便失禁

    D. 胸闷、胸痛、疲乏、肌张力消失

任务小结

任务名称	晕厥的识别	姓名		学号	
学习目的	1. 了解晕厥的概念。 2. 了解晕厥的病因类型。 3. 熟悉晕厥的易发人群。 4. 掌握晕厥的急症特点。				
学习内容					
晕厥的概念					
晕厥的病因类型					
晕厥的易发人群					
晕厥的急症特点					

任务实践

任务名称	晕厥的识别	姓名		学号	
实践时间			实践地点		
实践要求	结合任务实施流程，以小组为单位开展实践练习。模拟演练对晕厥的病人进行症状识别。					
实践过程记录						
实践心得体会						
教师评价						

任务 2-2　老年人发生晕厥的应急救护

任务导入

"快来人啊！救命！快来帮帮忙！"9月13日傍晚7时许，石晓峰正在城区散步，走到利民路街角时，突然听到不远处的巷子里传来一阵急促的呼救声。石晓峰立刻循声上前，只见一临街店铺外围了不少人，店家在着急地呼救，却无人上前。他立刻跟着店家进入店内查看，只见一位老人躺在地上，脸色发黑。

"当时，大爷已经没有了呼吸和心跳，就连脉搏也摸不到了，而且手脚已经冰凉，压根就来不及多想。"石晓峰判断他有可能突发心脏骤停，于是立即跪地进行心肺复苏和人工呼吸。如此几个循环的胸外按压和人工呼吸后，大爷口中开始出现异物，石晓峰清理掉异物，继续按压了三四分钟，大爷肩膀出现抖动，脸色渐渐红润，恢复自主呼吸。此时，热心市民联系的救护车也已赶到现场，石晓峰协助医护人员将廖大爷送上救护车后便默默离开了。

（案例来源：学习强国"龙岩市融媒体中心"2023-9-29）

如果你面对这样的紧急情况，应该采取什么急救措施？

任务描述

一、晕厥的应急救护措施

晕厥的现场急救原则是查明病因、清除诱因、尽早治疗，具体而言应采取以下措施（见图2-2-2）：

（1）立即将患者以仰卧位置于平地上，将双下肢抬高，呈头低脚高，解开患者的衣领和腰带，保持脑部供血。

（2）将患者的头转向一侧，清理呼吸道，以免呕吐物误吸入气管或肺内引起吸入性肺炎或窒息，并保持呼吸道通畅。

（3）保持周围环境安静、通风，同时注意保暖，避免着凉。

（4）密切观察病情，检查患者有无摔伤，观察患者的神志、呼吸、脉搏、血压、体温等生命体征。如已出现心跳呼吸停止，应立即予以心肺复苏。

（5）清醒后，根据疾病史处理。假如怀疑晕厥和低血糖有关，可适量饮糖水。

（6）晕厥好转后不要急于站起来，必须确认患者的意识完全恢复并有能力起来，要先帮助其缓缓坐起，给患者一个适应的过程，以免其再次摔倒。

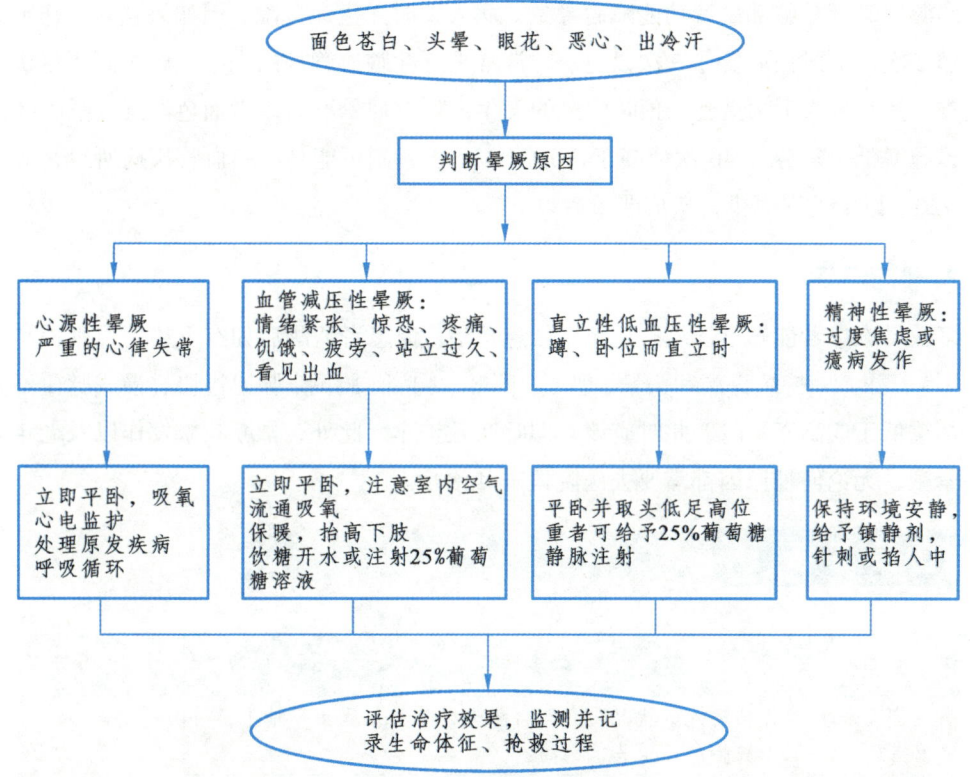

注意：在知觉未恢复以前，不能给任何饮料或服药。如有呕吐，应将病人的头偏向一侧。

图 2-2-2 晕厥的处理流程

二、应急救护的注意事项

1. 防止二次伤害

大多数晕厥属于反射性晕厥，所以多数情况下不会导致严重伤害，但要注意防止病人突发意识丧失造成的二次伤害（如摔伤等），因此在进行现场急救时应该注意仔细检查并询问病人头部、腰部、腿部等是否有疼痛。

2. 注意甄别心源性晕厥与脑源性晕厥

心源性晕厥非常危险，多发生于急性心脏缺血及重症心律失常的病人，有猝死的可能性。因此，对晕厥病人现场急救最重要的内容之一就是对心源性晕厥的甄别。有心血管危险因素（吸烟、高血压、高血脂、糖尿病、长期缺乏运动等）和心脏病的病人发生晕厥时，要警惕心源性晕厥，此时应立即联系120，并让病人静卧等待医生到来，千万不要自行送病人去医院，以免发生意外。

脑源性晕厥是脑部血管功能障碍导致。病人暂时无生命危险。但如果频繁发作（如一天发作2次以上或一周发作3次以上），常常是急性脑血管病的先兆，病人需要尽快去医院检查，及时采取干预措施，预防中风的发生。如发现晕厥时患者面色潮红、呼吸缓慢有鼾声，脉搏低于每分钟40次或高于每分钟180次，则可能是心脑血管疾病所致，应及时拨打120，以免耽误时机，造成严重后果。

3. 事后处理

多数晕厥患者能够迅速缓解，无需紧急救治。但患者清醒后如有下述情况则提示病情严重：大汗淋漓、持续头痛和头晕、恶心、呕吐、胸痛、胸闷、脉搏过快过慢或脉律不齐、血压严重低于或高于平时，此时应该立即呼叫救护车。此外，晕厥频繁发作以及老年人发生的晕厥，无论何种原因都需要去医院检查和治疗。

任务实施

实施环节	实施要求	注意事项
评估病人状况采取急救措施	评估病人的状况，立即将患者以仰卧位置于平地上，将双下肢抬高，呈头低脚高。	
保持脑部供血	立即解开病人的衣领和腰带。	
畅通呼吸道	迅速拨打急救电话，要求装备AED除颤设备的救护车。	
密切观察病情	检查患者有无摔伤，观察患者的神志、呼吸、脉搏、血压、体温等生命体征。如已出现心跳呼吸停止，应立即予以心肺复苏。	详见"知识链接部分"
保持空气通畅	保持周围环境安静、通风，同时注意保暖，避免着凉。	
根据疾病史处理	清醒后，根据疾病史处理。如怀疑晕厥和低血糖有关，可适量饮糖水。	
帮助其缓缓坐起	确认患者的意识完全恢复并有能力起来，要先帮助其缓缓坐起。	

知识链接

低血糖：关键时刻的"救命糖"您真的会选吗？

1. 低血糖处理

"3个15口诀"：意识清楚患者，可立即口服15~20克葡萄糖或其他无脂碳水化合物，15分钟后复测血糖。如果血糖仍低于每升4毫摩尔，继续进食15克葡萄糖或无脂碳水化合物。15分钟后再次复测血糖。

2. 常见的含15~20克葡萄糖或碳水化合物的食品

（1）葡萄糖（首选）：2~5片葡萄糖片、1.5~2支50%葡萄糖。
（2）糖果类：1勺白砂糖、5~6颗奶糖。
（3）水果类：网球大小苹果、梨子。
（4）饼干糕点类：2片夹心饼干、4片雪饼。
（5）饮料类：一杯脱脂牛奶、半杯橘子汁。

任务习题

1. 多选题：下列关于晕厥的现场急救说法正确的（　　　）。
   A. 立即将患者以仰卧位置于平地上，呈头高脚低
   B. 立即解开病人的衣领和腰带，保证脑部供血
   C. 患者意识恢复后可立即起身
   D. 保持周围环境安静、通风，同时注意保暖，避免着凉
2. 思考题
老年人日常生活中最容易在哪些情况下出现晕厥，如何进行防护？

任务小结

任务名称	晕厥的应急救护	姓名		学号	
学习目的	1. 掌握晕厥的应急救护措施。 2. 能对晕厥老年人采取正确的应对措施开展应急救护。 3. 为老年人提供应急救护时，具备人文关怀的职业素养。					
学习内容					
晕厥的应急救护原则						
晕厥的应急救护措施						
晕厥的急救注意事项						

任务实践

任务名称	晕厥的应急救护	姓名		学号	
实践时间			实践地点		
实践要求	结合任务实施流程,以小组为单位开展实践练习。模拟演练对晕厥的老人实施应急救护。				
实践过程记录					
实践心得体会					
教师评价					

任务拓展

1. 拓展案例

家家有老人，人人都会老。安享幸福晚年，是每位老人的期盼，也是每个家庭的民生关切。2024年9月19日记者获悉，河南出台《"全链式"医养结合管理与服务规范》地方标准，探索建立适宜的"豫字号"养老模式，让老人安心养老有"医"靠。据悉，这一新标准将于11月25日启动实施。

数据显示，截至2023年底，河南60岁及以上老年人口达1966万人，占常住人口的20.0%，其中，65周岁及以上人口达1462万人，占常住人口的14.9%，河南已经步入中度老龄化社会。为探索破解养老困局，2023年，河南省探索实施"医疗机构+医养服务中心（社区卫生服务中心或乡镇卫生院+街道养老机构或乡镇敬老院）+医养服务站+家庭（社区卫生服务站或村卫生室+日间照料中心）"的"全链条"医养结合养老服务模式，并计划用5年的时间覆盖河南省超500个社区（乡镇），城乡社区常住65岁及以上老年人家庭医生签约率达到85%。

经过试点运行，规范化、标准化建立完善"全链条"医养结合养老模式，"服务是基础，医疗是保障，康复是支撑"。在此基础上，由郑州大学第五附属医院牵头制定了河南省《"全链式"医养结合管理与服务规范》地方标准。新标准结合河南省实际，重点聚焦当下医疗支撑能力薄弱、社区居家医养服务提供不足等关键难点与堵点问题，通过三甲综合医院优势医疗资源"下沉"，为街道卫生服务中心提供支持，与街道养老机构联合组建"街道医养康养服务中心"（大中心），带动社区、乡村日间照料中心"社区嵌入式养老复合体"（小中心）的医疗能力提升，以"大"带"小"，共同延伸服务，将"医院—养老院—社区—居家"有效链接，通过机构、社区、居家"三位一体"相互依托，满足区域内老年人的照料、就医、助餐、助洁等多元化、多层次的医养服务需求。新标准明确了"全链式"医养结合管理与服务的管理体系、服务方式、服务流程、服务要求、安全保障、评价与改进，适用于三级或二级医疗机构、养老机构、社区，使得医养结合服务有章可循、有据可依。并且，新标准通过整合医疗与养老资源，畅通医养结合双向流转通道，使老年人安心养老有"医"靠。

2. 任务要求

认真阅读案例，积极思考并以小组为单位开展以下任务：

（1）思考并讨论河南出台的"全链式"的医养模式对老年人的突发急症有哪些帮助。

（2）查阅收集我国各地医养结合的相关模式并针对突发急症的应对进行讨论。

任务 3　急性冠状动脉综合征

任务目标

知识目标：

◇ 了解急性冠状动脉综合征的概念。
◇ 了解急性冠状动脉综合征的诱发因素。
◇ 掌握急性冠状动脉综合征的急症特点。
◇ 掌握急性冠状动脉综合征的应急救护原则及注意事项。

能力目标：

◇ 能正确识别冠状动脉综合征的急性症状。
◇ 能对急性冠状动脉综合征病人采取正确的应对措施开展应急救护。
◇ 能对老年人开展预防急性冠状动脉综合征的生活指导教育。

素质目标：

◇ 与老年人交流沟通时，具备良好的协调沟通能力。
◇ 评估工作中具备细致、严谨的工作态度。
◇ 工作中具备牢固的安全意识。
◇ 为老年人提供应急救护时，具备人文关怀的职业素养。

任务 3-1 急性冠状动脉综合征的识别

任务导入

> 2月1日上午10点50分左右,从云南出差回来的神火集团总医院健康管理中心护士郭静和同事一行九人,坐上了一辆开往商丘永城的快客,车上再无其他乘客。车在商登高速上行驶没多久,司机师傅就表示,车上暖气开得过热,他热得不舒服,等会儿需要到服务区透透气。没过多久,坐在司机师傅右后方的郭静透过后视镜发现,当天气温零下五摄氏度,司机师傅脱掉棉袄只穿着一个单薄的卫衣,但他的面色苍白,大汗淋漓,还有些许烦躁不安。"这种天气情况下,他的那些症状是完全不正常的,我就问他有没有高血压病史,有没有胸闷气短的症状,他均回答有。"
>
> (案例来源:学习强国"大河报"2023-12-04)

请你对该司机的病情进行判断,并针对该疾病进行生活指导教育。

任务分析

一、急性冠状动脉综合征的概念

急性冠状动脉综合征(Acute Coronary Syndrome,ACS)是指冠状动脉内不稳定的粥样斑块破裂或糜烂引起血栓形成和(或)血管痉挛,造成血管严重狭窄或阻塞而引起的以急性心肌缺血、坏死为特征的综合征,包括不稳定心绞痛、非 ST 段抬高型心肌梗死和心脏性猝死。其发病机制如图 2-3-1 所示。

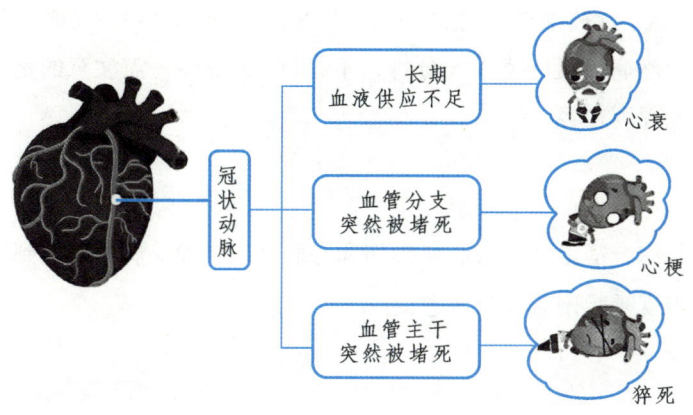

图 2-3-1　急性冠状动脉综合征的发病机制

二、急性冠状动脉综合征的高危人群

急性冠状动脉综合征的高危人群是有心血管危险因素的人群，常见的心血管危险因素有：

（1）高龄（男性年龄超过 45 岁，女性年龄超过 55 岁）。

（2）高血压、高血脂、糖尿病。

（3）吸烟、不健康的饮食习惯、缺乏身体活动、长期精神紧张。

（4）肥胖或超重。

（5）心血管病家族史。

具有心血管危险因素越多的人，患病的可能性越大。因此，一旦有可疑心肌缺血的情况发生，首先要了解患者有无心血管危险因素。

三、急性冠状动脉综合征的发病诱因

凡是导致心脏需氧量增加的因素都可能诱发急性冠状动脉综合征，劳累、突然用力、剧烈运动、情绪激动、吸烟、饱餐、寒冷等是诱发斑块破裂的常见原因。

四、急性冠状动脉综合征的症状

1. 胸痛或胸闷感

胸痛是急性冠状动脉综合征的主要症状，通常描述为剧烈的胸部压迫感、疼痛或不适感,主要位于胸前区,常放射至左肩、左臂内侧和手指,或至颈部、咽喉或下颌部、背部,也可放射至右臂。疼痛一般持续 3~5 分钟,不超过 15 分钟。需注意的是,老年人和糖尿病患者可无胸痛或程度较轻。

2. 呼吸困难

急性冠状动脉综合征可能导致心肌损伤和心脏功能不全,病人常感到憋闷或有胸部压迫感,严重时会出现呼吸困难和呼吸急促。

3. 其他症状

一些患者可能出现恶心、呕吐、冷汗淋漓、面色苍白、口唇青紫、疲劳乏力、头晕、恐惧和濒死感、心悸或心律不齐、排便感等症状。部分患者有低血压和休克等严重的急性心肌梗死(面积大于 40%)的表现,如血压下降、皮肤湿冷、脉搏细速、尿量减少等,老年人常出现气紧、晕厥、虚弱、嗳气等。

急性冠状动脉综合征的急症特点如图 2-3-2 所示。

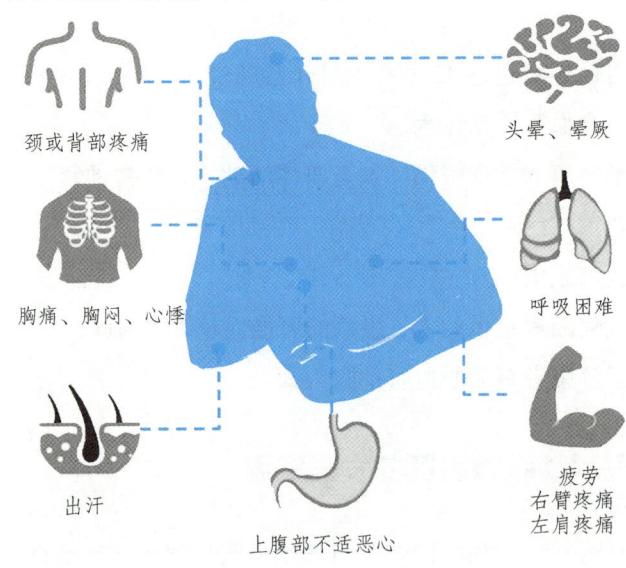

图 2-3-2 急性冠状动脉综合征的急症特点

五、急性冠状动脉综合征的预防措施

及时预防斑块生成、防止斑块破裂是预防该病及预防心源性猝死的关键,主要措施有:
(1)健康生活方式。保持健康的生活方式是预防冠脉综合征的基础。这包括定期进行体育锻炼、保持健康的体重、戒烟、限制饮酒、避免过度的精神压力等。

（2）健康饮食。保持健康的饮食习惯，包括摄入足够的水果、蔬菜、全谷物和脂肪，限制高盐、高糖和高胆固醇食物的摄入。

（3）控制高血压。高血压是冠脉疾病的重要危险因素之一，定期监测血压并采取适当的药物治疗，以控制血压在正常范围内。

（4）控制血脂水平。高胆固醇和高三酰甘油是冠脉疾病的危险因素，通过健康饮食和必要时的药物治疗，控制血液中的胆固醇和甘油三酯水平。

（5）糖尿病管理。对于糖尿病患者，控制血糖水平非常重要，以减少冠状动脉疾病的风险。遵循医生的建议进行血糖监测和合理的药物治疗。

（6）抗血小板治疗。对于高风险的患者，医生可能会建议使用抗血小板药物（如阿司匹林）来减少血液凝块的形成，以预防冠脉综合征。

（7）定期体检。定期进行体检可以及早发现潜在的冠脉疾病风险因素，并采取相应的预防措施。

任务实施

实施环节	实施要求	注意事项
急性冠状动脉综合征的形成	说出急性冠状动脉综合征的发病机制和类型。	
急性冠状动脉综合征的诱因	说出常见的引起疾病发生的诱因。	
急性冠状动脉综合征的急症特点	分别描述疾病发生时可能出现的症状特点。	
急性冠状动脉综合征的预防措施	能为高危人群提供合理的预防措施。	

知识链接

如何鉴别"胸痛"

（1）看：观察全身尤其是胸部皮肤表面有没有破损、皮疹、红肿、水泡。

（2）摸：自胸骨正中向两侧，自左向右、自上而下、由轻到重地顺序按压整个胸部，观察是否存在局部压痛点。这些压痛点可能与肌肉痛、肋间神经炎、乳腺疾病等有关。例如,带状疱疹病毒可以引起皮肤针刺样痛,甚至刀割样痛,伴有烧灼感,沿肋骨下缘存在,轻轻触碰就会很疼,重压反而缓解,同时发现局部簇集着水泡、红疹。

(3)呼吸:慢慢地深呼吸几次,如果疼痛明显加重,或者伴有刺激性咳嗽、咳痰,一定要优先考虑支气管炎、肺炎、气胸、胸膜炎等肺部疾患。

(4)吃:消化道疾病相关的胸痛往往与饮食有关。饥饿时胸痛,尤其是胸部正中偏下,十二指肠溃疡或者炎症可能性比较大;饱餐后胀痛,伴有口中泛酸水,要考虑胃炎或者胃溃疡。

(5)动:疼痛时还可以试着站起来走走,如果胸部疼痛明显加重,要赶紧停下来休息,因为这时候可能发生了严重心绞痛或者急性心梗。要是胸痛与体位变化、肢体活动有关应该怀疑椎间盘突出、肋骨肌肉疾病。

(6)计时:一般持续时间短的胸痛急性危害比较小。如果出现持续时间超过 20 分钟的剧烈胸痛一定不能再等待了,必须马上前往医院。

(7)试:家中常常备有速效救心丸、丹参滴丸或者硝酸甘油,胸痛时即刻使用,若胸痛明显减轻或者消失,一定要警惕心绞痛或者心梗,尤其是伴有胸部压榨性闷痛时。如果服用芬必得之类的非甾类药物后胸痛明显好转,就考虑肌肉痛、肋间神经痛可能性大。

(8)测:家中一定要配备血压计。在胸痛的时候应积极测量血压心率,摸一摸脉搏是不是整齐有序,以便为接诊医生提供判断的有效信息。

(9)求救:长时间剧烈胸痛不能缓解要及时拨打 120 到医院就诊。

任务习题

1. 多选题:下列属于急性冠状动脉综合征高危人群的是(   )。
   A. 高血压患者
   B. 长期不运动的肥胖人群
   C. 老年人
   D. 2 型糖尿病患者

2. 多选题:下列关于急性冠状动脉综合征的症状叙述正确的是(   )。
   A. 以胸前区的剧烈疼痛为主要症状,并可放射至左肩、左臂、背部乃至右臂
   B. 病人可出现恶心、呕吐、嗳气等消化道症状
   C. 老年人和糖尿病人的胸痛症状可以不明显
   D. 常常伴有大汗淋漓、面色苍白等症状

任务小结

任务名称	急性冠状动脉综合征的识别		姓名		学号	
学习目的	1. 了解急性冠状动脉综合征的概念。 2. 了解急性冠状动脉综合征的高危人群。 3. 了解急性冠状动脉综合征的诱发因素。 4. 掌握急性冠状动脉综合征的急症特点。 5. 掌握预防急性冠状动脉综合征的生活指导内容。					
学习内容							
急性冠状动脉综合征的概念						
急性冠状动脉综合征的高危人群						
急性冠状动脉综合征的诱发因素						
急性冠状动脉综合征的急症特点						
急性冠状动脉综合征的预防措施						

任务实践

任务名称	急性冠状动脉综合征的识别	姓名		学号	
实践时间			实践地点		
实践要求	结合任务实施流程，以小组为单位开展实践练习。模拟演练对急性冠状动脉综合征的病人进行症状识别。				
实践过程记录					
实践心得体会					
教师评价					

任务 3-2　老年人发生急性冠状动脉综合征的应急救护

任务导入

2021年10月10日，一名男性乘客在河南省三门峡市灵宝市2路公交车上突发心脏病，同车的灵宝市城南医院感染科主任蒋瑞杰看到后，立刻上前施以援手，使其转危为安，受到现场群众和司乘人员连连称赞。

10日上午，灵宝市城南医院感染科主任蒋瑞杰从市一院开完会乘坐2路公交车返院，临近终点站时，一位男性乘客突发心前区疼痛，大汗淋漓，胸口憋闷，呼吸困难。凭着职业敏感，蒋瑞杰迅速上前问诊、查体，初步判定为急性冠脉综合征发作。

（案例来源：学习强国"融媒体中心云上灵宝客户端"2021-10-11）

面对该紧急情况，你应该采取怎样的急救措施？

任务分析

一、急性冠状动脉综合征的应急救护原则

1. 立即原地静、卧休息

静，是指病人要镇静、冷静、安静，尽量放松身心；卧，是指病人应采取卧位、半卧位或任何舒适的体位。解开病人衣领和腰带，避免任何体力活动和精神紧张，以减轻心脏负担。此时，任何加重心肌做功和增加心肌耗氧量的情况都可能促使病情恶化。

2. 立即拨打医疗急救电话，要求安排有除颤设备的救护车

电击除颤是治疗室颤的最有效手段。如果现场有除颤仪，应尽快为病人除颤。

3. 密切观察病情

注意病人的神志、呼吸、脉搏、血压、体温等生命体征，如已出现心跳呼吸停止，应立即予以心肺复苏。心肺复苏抢救流程如图2-3-3所示。

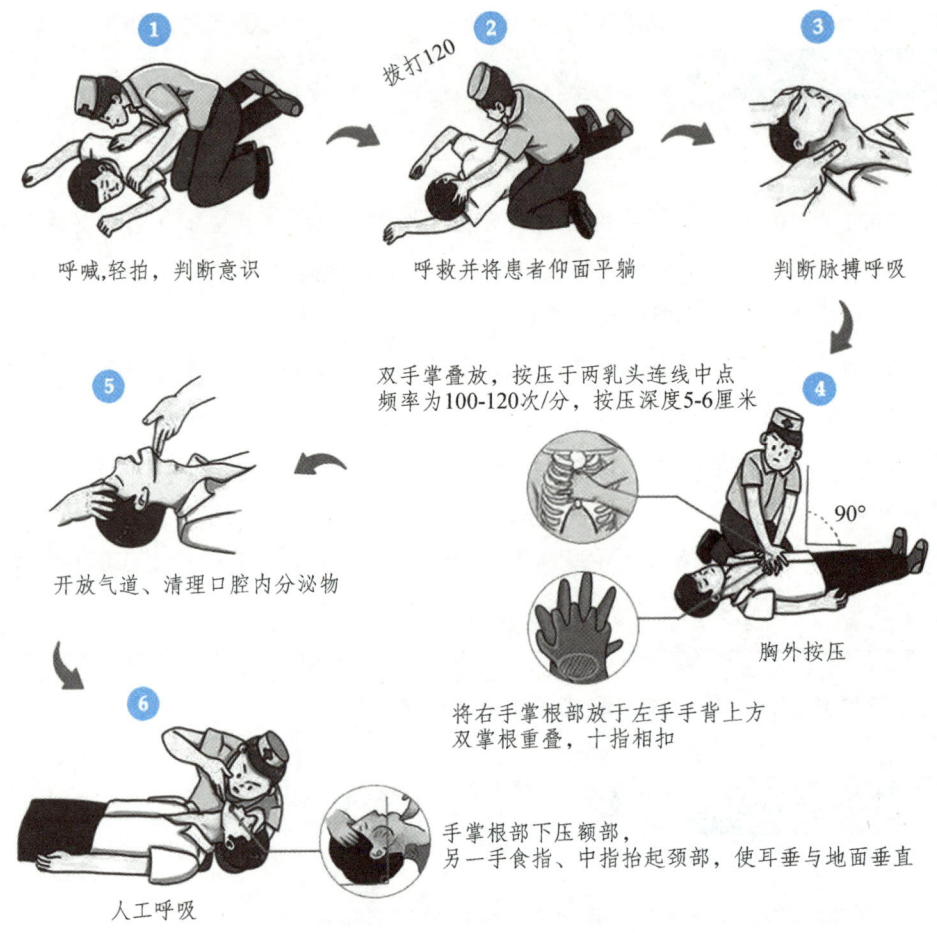

图 2-3-3　心肺复苏抢救流程

4. 正确协助病人服药

急性冠状动脉综合征发生后不当服药的情况非常普遍，急救人员可以协助病人服用急救药物。推荐的服用药物有：

（1）硝酸甘油：该药的作用是降低心肌耗氧量，同时扩张冠状动脉。首次舌下含服0.5毫克（1片）。如症状无缓解，在有血压监测的条件下，测量病人血压无降低，可每隔5分钟再次含服1片，连续4~5次；如果没有条件测血压，患者出现头晕、大汗时，不可盲目服用。注意：该药必须舌下含服，切勿整体吞服。血压低于平时者不能服用该药。

（2）阿司匹林：该药的作用是抗血小板，以避免凝血，剂量是 300 毫克，嚼服。

（3）美托洛尔（倍他乐克）：该药的作用是减慢心率，降低血压，降低心肌耗氧量，同时防止室颤等快速心律失常的发生。剂量是 25 毫克（1 片），口服。

5. 其他

有条件时可以协助给予病人吸氧，在封闭室内时可开窗通风，保持空气流通。

二、应急救护的注意事项

（1）病人发病后 1 小时内最易发生致命性心律失常，因此一定要等待专业医务人员到达现场，不能自行送病人前往医院。否则一旦发生意外，可能危及病人性命。

（2）经过专业急救人员的现场急救后，应将病人送到有介入治疗条件的医院。

任务实施

实施环节	实施要求	注意事项
评估病人状况采取急救措施	评估病人的状况，立即让病人原地镇静、冷静，尽量放松身体及精神状态，或采取卧位、半卧位及任何舒适的体位。	
减轻心脏负担	立即解开病人的衣领和腰带，避免用力、任何体力活动、精神紧张。	
拨打急救电话	迅速拨打急救电话，要求装备 AED 除颤设备的救护车。	
密切观察病情	注意患者神志、呼吸、脉搏、血压、体温等生命体征。如已出现心跳呼吸停止，应立即予以心肺复苏，如果现场有除颤器，应尽快为病人除颤。	详见"知识链接部分"
正确协助病人服药	如果病人随身携带药物，观察病人情况后协助患者正确服用药物。	
协助给予病人吸氧	如果有条件可协助病人吸氧，如果在封闭室内，可开窗通风，保持空气流通。	

> 知识链接

如何正确使用自动体外除颤仪

自动体外除颤仪（AED）主要以电除颤的方式治疗心室颤动（室颤）导致的心跳停搏。心室颤动是指心室出现不协调收缩的情况，属于严重心律失常的表现。心博骤停原因80%是室颤，室颤可迅速转为心脏停搏，可致人死亡。电除颤是目前治疗室颤最有效、最迅速的方法，5分钟内完成电除颤对患者最有效果。心博骤停时，迅速使用AED对于提高生存率至关重要。统计数据显示，在心博骤停发生后立即使用心肺复苏术（CPR）和AED，患者的存活率可以显著提高。

AED的使用方法如下：

（1）揭开AED的盖子，可以发现电源开关，打开电源，随后根据语音提示操作。

（2）按图示（见图2-3-4）将相应的电极贴片准确地贴在患者裸露的胸部，一片位于患者右上部，贴于右锁骨正下方；一片位于患者左下部，贴于左乳头外侧7~8厘米处。

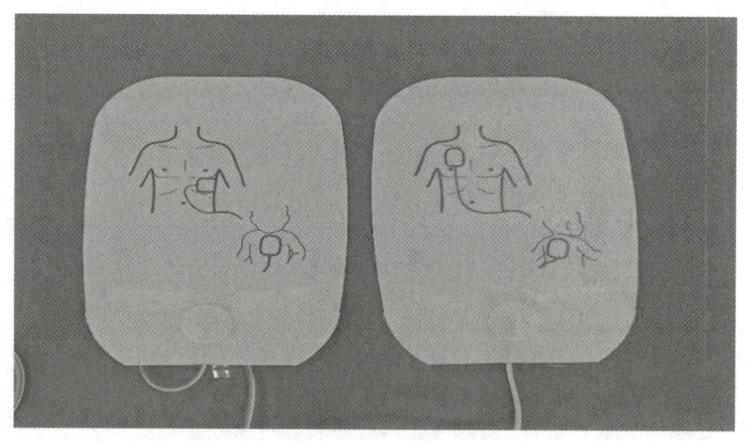

图 2-3-4　除颤仪图示

（3）按语音提示把电极片的插头插进除颤仪的主机插孔。接连插孔之后，AED会自动分析患者的心跳。此时不要接触患者，让AED分析心律。

（4）识别到心室颤动后，按语音提示放电除颤。如AED建议电击，警告所有人"离开"，确定已无人接触患者后按"电击"键。

（5）电击完成后，立即开始心肺复苏（CPR），即双手交叉放于两乳头连线中点，并向下按压，按压频率 100~120 次/分钟，按压深度 5~6 厘米，按压 30 次后进行人工呼吸 2 次，再进行胸外按压+人工呼吸，持续约 2 分钟，直至 AED 提示需要分析心律即可。

（6）约 5 个心肺复苏循环或 2 分钟后，AED 会提示重复步骤（3）和（4），应直至患者苏醒或专业救助力量到场后方可停止上述循环。

任务习题

1. 多选题：下列关于急性冠状动脉综合征说法正确的是（　　）。

    A. 经过现场急救后应该应将病人送到有介入治疗条件的医院

    B. 如果现场有除颤仪，可尽快对需要的病人进行除颤

    C. 患者出现头晕、大汗时，不可盲目服用硝酸甘油

    D. 预防斑块的生成、防止斑块破裂是预防该病及预防心源性猝死的关键

2. 多选题：下列关于急性冠状动脉综合征的急救处理方式正确的是（　　）。

    A. 迅速自行将病人送往医院

    B. 立即将患者放至原地静、卧休息

    C. 密切观察病情，如已出现心跳呼吸停止，应立即予以心肺复苏

    D. 立即解开病人的衣领和腰带，避免用力、任何体力活动、精神紧张

任务小结

任务名称	急性冠状动脉综合征的应急救护	姓名		学号	
学习目的	1. 掌握急性冠状动脉综合征的应急救护原则。 2. 能对老年人出现急性冠状动脉综合征采取正确的应对措施开展应急救护。 3. 为老年人提供应急救护时，具备人文关怀的职业素养。					
学习内容					
急性冠状动脉综合征的应急救护原则					
急性冠状动脉综合征的急救注意事项					
急性冠状动脉综合征的应对措施					

任务实施

任务名称	急性冠状动脉综合征的应急救护	姓名		学号	
实践时间			实践地点		
实践要求	结合任务实施流程，以小组为单位开展实践练习。模拟演练对急性冠状动脉综合征的老人实施应急救护。				
实践过程记录					
实践心得体会					
教师评价					

任务拓展

1. 拓展案例

党的十九大报告明确要求，推进医养结合，加快老龄事业和产业发展。推进医养结合是优化老年健康和养老服务供给的重要举措，是积极应对人口老龄化、增强老年人获得感和满意度的重要途径。

郭大叔因骨折术后需要康复入住在淄博市中医医院医养服务中心，1月11日中午11点45分，刚吃完午餐，突然就感觉心前区不适，后背不适，伴有大汗淋漓，并诉说有剑突下疼痛不适，受过专业化培训的护理员察觉到问题严重性，马上将老人放平到床上，并按紧急呼叫系统。随后转移至医院胸痛中心进行救治，随即给予心电监测、吸氧、建立静脉通路，完善相关血液标本检查，经过紧张有序的诊治后患者病情稳定，两天后，老人情况稳定，遂转回医养中心休养。根据郭大叔情况医养中心医护团队重新制定了新的照护计划。郭大叔家属表示：在医养中心住着太放心了，我们都来不及交钱，检查治疗都做完了，要不是抢救及时，结果很难想象，这样一来减少了住院天数，也减少了住院费用。

医养中心负责人王丽丽说道："医养中心本身就有医疗做保障，加上平时应急演练，大家对每个环节都十分清晰，这对老人疾病早发现，早预防，早诊治起到重要作用。"在这场"生死营救"中因为赢得了时间，打了一场漂亮的胜仗。医养中心、心血管病科、急诊科等多科室多部门联动高效协作的成果，也是医养中心的优势之一，既能"养"又能"医"，解决了老年人在医院、养老院两头跑的难题，更重要的是老年人一旦发生危及生命的疾病，会第一时间得到及时有效的救治。比起传统养老机构，医养中心让老人安心、家属放心、社会省心，让"老有所安"真正落到实处，养老更有保障。

2. 任务要求

认真阅读案例，积极思考并以小组为单位开展以下任务：
（1）查阅资料，搜集国家近年来关于"医养结合"相关政策和新闻。
（2）讨论当前医养中心在应对老年人突发急证的具体做法。

任务 4　心搏骤停

任务目标

知识目标：

- 了解心搏骤停的相关知识。
- 熟悉心搏骤停的病理生理改变。
- 熟悉开放气道的方法。
- 掌握心搏骤停的临床表现。
- 掌握心肺复苏的操作流程。

能力目标：

- 能评估老年人突发晕倒是否为心搏骤停。
- 能正确实施现场心肺复苏。
- 能正确判断心肺复苏的有效指征。

素质目标：

- 与老年人交流沟通时，具备良好的协调沟通能力。
- 评估工作中具备细致、严谨的工作态度。
- 工作中具备牢固的安全意识。
- 为老年提供应急救护时，具备人文关怀的职业素养。

任务 4-1　心搏骤停的识别

任务导入

一个多月前，63岁的王老伯参加了一场高中同学聚会，没想到刚出饭店没走几步他就倒在了路上，就在老同学们手足无措时一个小伙子挤入了人群，在等待救护车到达的五六分钟时间里，小伙持续对王老伯进行了心肺复苏为他抢回了一条命。

10月27日晚，盛晓涵快到家时，发现路边一名老伯倒在地上另一名老伯帮他拍着背，"我判断他应该不是噎住了"盛晓涵留意到脚下有液体，老伯已经尿失禁，"生物课上我们刚学过，有关非条件反射的章节，所以我知道尿失禁只有两种情况，一种是生理疾病，一种是大脑完全不受控制。"他就读的学校设有急救课程，就在10月初还进行了心肺复苏和救护包扎技能培训和考核，第一次要"真刀真枪"上手他也没有把握，但情况紧急他脑子里只有一个念头"不能看着生命在我眼前消逝"。"在那个关头，根本没时间想万一老人没有被救回来怎么办？万一是'碰瓷'遭到讹诈又怎么办？"事后，身边的人回想起来，都为盛晓涵捏了一把汗。

（案例来源：学习强国 人民日报微信公众号综合金海岸 2020-12-17）

如果你是盛晓涵同学，你能不能快速识别出王老伯是心搏骤停？

任务分析

一、心搏骤停的相关知识

老年人的心脏突然停止搏动，在瞬间丧失了有效的泵血功能，从而引发一系列临床综合征称为心搏骤停。心搏骤停是心源性猝死最主要的原因。

心脏疾病（如冠心病、心律失常等）、急病、创伤、中毒等是引起心搏骤停的常见原因。心搏骤停是一种状态，是一个可以改变病程发展方向，可通过及时抢救逆转的紧急状态。心搏骤停发生后，由于血液循环的停止，全身各个脏器的血液供应在数十秒内完全中断，迅速使老年人处于临床死亡阶段。脑组织占身体总重量的 2%，但对氧摄取量和血供的需求很大，在缺血缺氧时最先受到损伤的是脑组织，如果在数分钟内得不到正确有效的抢救，病情将进一步发展至不可逆转的生物学死亡，生还希望渺茫。

二、心搏骤停后的病理生理改变

（1）停搏 10 秒：意识丧失。心搏骤停 10 秒左右，就可引起晕厥，随即意识丧失，由于尿道括约肌和肛门括约肌的松弛可同时出现大小便失禁。

（2）停搏 30 秒：瞳孔散大固定。

（3）停搏 60 秒：呼吸停止。

（4）停搏 4~6 分钟：脑组织不可逆损伤。

（5）停搏 10 分钟以上：生物学死亡。

三、心搏骤停的临床表现

（1）突然面色死灰意识丧失，可能伴有大小便失禁。

（2）大动脉搏动消失，血压测不出。

（3）微弱呼吸或呼吸停止。

（4）双侧瞳孔散大、固定。

（5）皮肤苍白或发绀。

（6）心尖搏动及心音消失。

（7）伤口不出血。

四、黄金四分钟

心博骤停可能发生在任何时间、任何地点及任何人身上。一旦发生心搏骤停，大脑和其他重要器官的血液灌注将会停止，如果不及时予以治疗，就会导致猝死。

对于突发心搏骤停患者的抢救，主要依赖于快速的高质量心肺复苏和除颤。高质量的心肺复苏能暂时维持血氧供应，但仅仅心肺复苏无法将心室颤动转复为心脏正常节律，电除颤才是转复心脏节律、治疗心室颤动的唯一手段。

医学研究表明，对于心室颤动的治疗，除颤每延迟 1 分钟，生存率下降 7%~10%。在心博骤停发生 1 分钟内进行电除颤，患者存活率可达 90%，而 5 分钟后则下降到 50% 左右，第 7 分钟约为 30%，超过 10 分钟则存活率显著降低。

在正常室温下，心博骤停 4 分钟后脑细胞就会出现不可逆转的损伤，如果时间在 10 分钟以上，即使老年人抢救过来，也可能是脑死亡。所以在心源性猝死急救上有"黄金四分钟"之说。

五、识别心搏骤停

在评估环境安全、做好自我防护的情况下，快速识别和判断心博骤停（见图 2-4-1）。

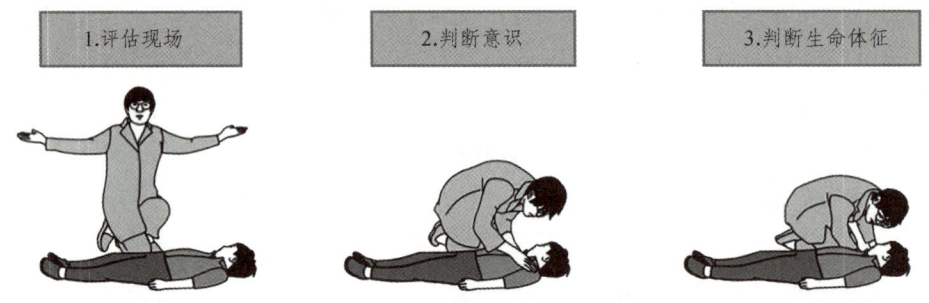

图 2-4-1　心博骤停识别三步法

1. 综合分析判断环境，确保施救现场的环境安全

在眼睛看、耳朵听、鼻子闻等综合分析的基础上，判断环境是否安全。若环境安全，可以进入现场救人；若环境不安全，先解除不安全因素或将老年人带离危险环境，同时根据现场条件尽可能做好自身防护。

2. 判断老年人反应

跪在老年人身体的一侧，用双手轻拍老年人的双肩，并分别在两侧耳边大声地呼喊"老人家，您怎么啦"，观察老年人有无反应来判断意识，切记不要摇晃老年人的肩膀。

3. 老年人体位安置

在现实生活中，老年人倒地时的体位可能是俯卧位、侧卧位或仰卧位，但在评估老年人呼吸或心肺复苏时需要将老年人置于仰卧位，因此可能要调整老年人的体位。

注意对怀疑有颈椎受伤的老年人，在翻转身体时要使其头颈背部呈轴向转动，以免导致脊髓损伤。

如果老年人处于俯卧位，急救人员应在老年人的一侧，将其双上肢向头部方向伸直，将对侧小腿放在同侧的小腿上，呈交叉状。急救员再用单手托住老年人的后头枕部，另一只手放置其对侧腋下，使老年人整个身体转向急救员一侧，然后将老年人置于仰卧位后，放置双上肢于身体两侧。现场急救人员位于老年人的一侧，宜于右侧、近胸部部位。

4. 老人无应答10秒内检查老人的呼吸和脉搏

在判断老年人无意识的情况下，保持呼吸道通畅，采取"听、看、感觉"的方法，判断老年人有无脉搏、有无呼吸或异常呼吸，检查时间约10秒。

（1）判断呼吸：看是否有胸廓起伏，听是否有气流声音，用面部感觉是否有气流。

（2）判断脉搏：食指和中指并拢，从老年人的气管正中部位向旁滑移2~3厘米，在胸锁乳突肌内轻触颈动脉。

任务实施

实施环节	实施要求	注意事项
心搏骤停后的病理生理变化	说出心搏骤停后的病理生理变化。	
心搏骤停后的临床表现	说出心搏骤停后的临床表现。	
识别心搏骤停	如何识别心搏骤停。	

任务习题

1. 单选题：老年人心搏骤停后，最佳的救助时间是（　　　）。

    A. 4分钟内

    B. 5~6分钟

    C. 7~8分钟

    D. 9~10分钟

2. 多选题：下列关于老年人心搏骤停的表现正确的有（　　　）。

    A. 突然面色死灰意识丧失

    B. 一侧瞳孔散大

    C. 呼吸停止

    D. 心尖搏动及心音消失

3. 思考题：

当老年人突然晕倒在地，你应该如何去判断他是否是心搏骤停？

任务小结

任务名称	心搏骤停的识别	姓名		学号	
学习目的	1. 了解心搏骤停的相关知识。 2. 熟悉心搏骤停的病理生理改变。 3. 掌握心搏骤停的临床表现。 4. 能评估老年人突发晕倒是否为心搏骤停。				
学习内容					
心搏骤停的相关知识					
心搏骤停的病理生理改变					
心搏骤停的临床表现					
识别心搏骤停					

任务实践

任务名称	协助老年人进行居室布置和日常生活安全指导	姓名		学号	
实践时间		实践地点			
实践要求	结合任务实施流程，以小组为单位开展实践练习。模拟演练对心搏骤停老人的识别。				
实践过程记录					
实践心得体会					
教师评价					

任务 4-2　老年人发生心搏骤停的应急救护

任务导入

"大夫，快来，有人晕倒了！"一天，一通急救电话打来，新街街道某小区一老人心搏骤停。邵俊和同事立刻冲向急救车，仅用 5 分钟就到达居民家中。现场，患者正躺在地上，报警者手拿电话，在调度员的指挥下给患者进行胸外按压，但患者仍处于失去脉搏、呼吸等生命体征的状态。对此，邵俊立即对患者继续实施规范的心肺复苏术。胸外按压、体外除颤、气管插管、静脉给药……3 分钟后，监护仪上突然显示出不规则的波形——患者出现了室颤。"准备除颤！"邵俊向共同施救的同事下达指令。经过 3 次除颤，患者的心跳和呼吸渐渐恢复。人救回来了！邵俊虽激动，但提醒自己步骤不能乱。怎么挪动？怎么转运？怎么保证患者生命体征平稳地抵达医院？他始终在脑海里计划着。虽然当时正值下班高峰，路况较差，但整个急救团队还是在 10 分钟内，将患者平安送达医院。这一"棒"稳稳递出，全程不到 30 分钟，生命的"接力"漂亮地完成，邵俊长舒了一口气。这时，他又回到"路上"，系统内的值班信息再次被更新为"站内待命"……

（案例来源：学习强国——无锡学习平台 2023-11-23）

面对上述老人心搏骤停的紧急情况，你应该采取怎样的急救措施？

任务分析

一、识别判断

见模块二任务 4-1。

二、呼叫求救，记录时间

老年人无反应、无呼吸或喘息样呼吸，如果只有一人在现场可以大声呼救，并记录时间,请他人拨打急救电话或打开手机免提功能一边向应急医疗服务体系求救,一边进行操作。如有 2 个以上的人,一个人打电话,另一个人实施其他操作。打电话时要保持平静,不要慌张,准备回答下列问题:

(1)需急救老年人所处位置(街道或路名、办公室名称、房室号)。
(2)联系电话号码。
(3)发生了什么事件,如心脏病发作或交通事故等。
(4)所需急救的人数,老年人的一般情况。
(5)已给予老年人何种急救措施(正在行 CPR、正使用 AED 等)。

三、摆放体位,胸外心脏按压

1. 摆放体位

仰卧位,卧于地面或硬床板上;头、颈、身体同轴整体翻转,保护颈部,身体呈直线;去枕,头后仰,解开衣领;跪于老年人一侧。

2. 胸外心脏按压

有效的胸外心脏按压,可产生 60~80 毫米汞柱的收缩期峰压。增加胸腔内压或直接按压心脏可产生血液流动,通过胸外按压能使血液流向肺脏,并辅以适当的呼吸,经过氧交换,为脑和其他重要器官提供充足的氧气。

胸外心脏按压要点:
(1)确定按压部位:
① 两乳头连线中点。
② 难以准确判断乳头位置时(如体型肥胖、乳头下垂等),可采用滑行法。即一手中指沿老年人肋弓下方向上方滑行至两肋弓交会处,食指紧贴中指并拢,另一手的掌根部紧贴于第一只手的食指平放,使掌根横轴与胸骨长轴重合,即胸骨下半部。
(2)按压手法:双手十指相扣,一手掌跟紧贴在老年人胸壁,另一手掌重叠放在此手背上,肘关节伸直,上肢呈一直线,双肩位于手上方,以保证每次按压的方向与胸骨垂直,按压时确保手掌根不离开胸壁。
(3)按压力度:对正常体型的老年人,按压时胸壁下陷幅度为 5~6 厘米,为达到有效的按压效果,可根据体型大小增大或减小按压幅度。最理想的按压效果是可触及颈动脉或股动脉搏动。
(4)按压频率:100~120 次/分钟。

（5）每次按压后，放松使胸廓恢复到按压前位置。血液在此期间可回流到心脏，放松时双手不离开胸壁。按压与放松间隔比为1∶1，可产生有效的脑和冠状动脉灌注压。连续30次按压，按压应保持双手位置固定，也可减少直接压力对胸骨的冲击，以免发生骨折。

四、开放气道

首先检查老年人口腔内是否有可见异物，如有或有义齿松动时应取出异物和义齿，以防其脱落阻塞气道。

老年人意识丧失时，因肌张力下降，舌和会厌可能阻塞咽喉部（舌后坠是造成呼吸道阻塞最常见的原因）；有自主呼吸时，吸气过程气道内呈负压，也会使舌或会厌（或两者同时）吸附到咽后壁，造成气道阻塞。当无头颈部创伤时，可以采用仰头举颏法打开气道；怀疑有头颈部损伤时，应避免头颈部过度后仰，不宜使用仰头举颏法，可采用托颌法（见图2-4-2）。

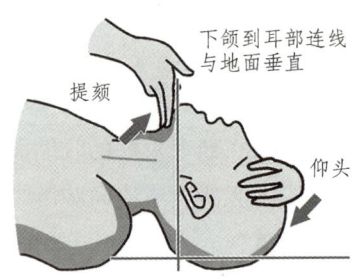

图 2-4-2　开放气道

1. 仰头举颏法

应把一只手放在老年人前额，用手掌小鱼际部把额头用力向后推，使头部向后仰，另一只手的手指放在下颌骨处，抬起下颏（颌），使下颌角和耳垂的连线与地面成一定角度，成人90°。勿用力压迫下颌部软组织，避免可能造成的气道梗阻。气道开放后有利于老年人呼吸通畅，也便于做口对口人工呼吸。

2. 托颌法

对怀疑有头颈部创伤的老年人，用此法更为安全，不会因颈部活动而加重颈椎和脊髓损伤。把手放置于老年人头部两侧，肘部支撑在老年人躺卧平面上，握紧下颌角，用力向上托下颌，如老年人紧闭双唇，可用拇指把口唇分开。此法效果不错，但费力，存在技术难度。

五、人工呼吸

在有条件的情况下,人工呼吸时应使用人工呼吸面膜。人工呼吸面膜是一种方便携带及使用的人工呼吸辅助工具,可以避免直接接触老年人的口鼻,有利于应急救护员保护自己,减少感染。人工呼吸时,每次通气必须使老年人的肺能够充分膨胀,可见到胸廓上抬,每次通气时间应持续约1秒,连续2次通气。

1. 口对口人工呼吸

口对口人工呼吸是一种快捷有效的通气方法,呼出气体中的氧足以满足老年人需求。实施口对口呼吸时,要确保老年人气道开放通畅。救护员手捏住老年人鼻孔,防止漏气,用口把老年人口完全罩住,呈密封状,缓慢吹气,每次吹气应持续约1秒,确保通气时可见胸廓起伏(见图2-4-3)。

口对口人工呼吸常会导致老年人胃胀气,可能出现严重并发症,如胃内容物反流,导致误吸或吸入性肺炎,胃内压升高后,膈肌上抬,限制肺的运动。所以吹气不可过快或用力过大,减少吹气量及气道压峰值水平,降低食管内压。一般成人推荐 500~600 毫升潮气量。

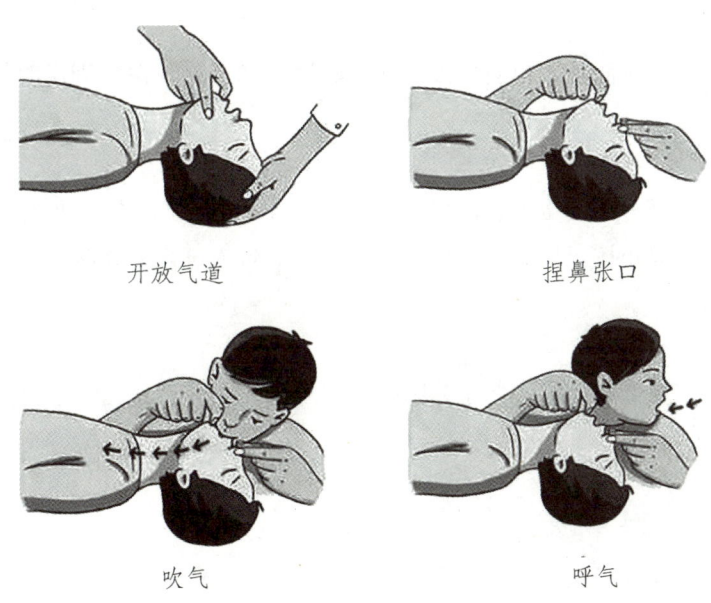

图 2-4-3　口对口人工呼吸

2. 口对鼻人工呼吸

对鼻人工呼吸适于那些不能进行口对口呼吸的老年人,如牙关紧闭不能开口、口唇创伤等。救治淹溺者尤其适用口对鼻人工呼吸方法。

口对鼻人工呼吸时,将一只手置于老年人前额后推,另一只手抬下颏,使口唇紧闭。用嘴封罩住老年人鼻子,吹气后使口离开鼻子,让气体自动排出。

六、胸外按压和人工呼吸的比例

美国心脏协会 2020 年版《心肺复苏及心血管急救指南》中指出,单人复苏时成人胸外心脏按压和人工呼吸的比例为 30:2;如有两名医护人员配合施救时成人比例仍为 30:2。持续完成 5 个循环或 2 分钟后对老年人进行评估。

七、心肺复苏效果的判断

1. 神志

复苏有效时,可见老年人有眼球运动,出现睫毛反射与对光反射,甚至手脚开始抽动,发出呻吟等。

2. 面色及口唇

复苏有效时,可见面色及口唇由发绀转为红润。如若变灰白,则说明复苏无效。

3. 颈动脉搏动

按压有效时,每一次按压可以产生一次搏动,若停止按压,搏动亦消失,此时应继续进行心脏按压。若停止按压后脉搏仍然存在,说明老年人已恢复心跳。

4. 瞳孔

复苏有效时,可见瞳孔由大变小,同时出现对光反应。若瞳孔由小变大、固定,则说明复苏无效。

5. 自主呼吸出现

老年人出现较强的自主呼吸,说明复苏有效。但如果自主呼吸微弱,仍应坚持人工辅助呼吸。

对非医护专业的救护员而言,心肺复苏停止的指征包括老年人恢复了生命指征,具体包括上面 5 点内容。之后就是专业医护人员的到达接收。

八、复原体位的安置

1. 常规复原体位

如果在心肺复苏中或心肺复苏之后老年人恢复呼吸和循环体征（有脉搏、正常呼吸、咳嗽或活动），应继续保持呼吸道通畅。此时，老年人应放置于复原体位。

2. 其他复原体位

（1）头低脚高位适用于失血性休克老年人。老年人仰卧，救护员将其头部放低并偏向一侧，下肢抬高。

（2）半卧位适用于呼吸困难的老年人。

（3）中凹卧位适用于休克老年人。将其头及下肢抬高，有利于气道畅通和下肢静脉回流，增加回心血量。

任务实施

实施环节	实施要求	注意事项
识别判断	评估环境安全，在做好自我防护的情况下，快速识别和判断心搏骤停。	
呼叫求救	呼救、打电话时要保持平静不要慌张，尽可能提供有用信息。	
胸外心脏按压	按压深度：5～6厘米；频率：100～120次/分钟。	
开放气道	判断头颈部有无损伤。	
人工呼吸	500～600毫升潮气量，不用深吸气。	
胸外按压和人工呼吸的比例	30∶2。	
心肺复苏效果的判断	神志、口唇和面色、颈动脉搏动、瞳孔、自主呼吸。	

知识链接

现场心肺复苏的其他事项

1. 单纯胸外按压的 CPR

做 CPR 时，有些人不愿意对老年人实施口对口呼吸，即行单纯胸外按压。研究表明，成人 CPR 最初 6～12 分钟，并非一定需要正压通气，因此单纯胸外按压的 CPR 是可以实施的。

2. 不要因场所更换中断按压

如果现场不安全，如失火建筑，则应先把老年人转移到安全区域，再立即开始 CPR。在实施有效 CPR 使老年人循环重新恢复前，或其他急救人员到来前，不应随意转移老年人。

（1）楼梯运送。老年人有时需上下楼梯，最好在楼梯口进行 CPR；预先规定好转运时间，尽可能快地转至下一个地方，之后立即重新开始 CPR；CPR 中断时间尽可能短，且尽可能避免中断。

（2）担架。在将老年人转至救护车或其他移动性救护设备途中，仍不要中断 CPR。如果担架较低，急救人员可跟随在担架旁边，继续实施胸外按压；如果担架或床较高，急救人员应跪在担架或床上，以达到老年人胸骨的高度，便于 CPR。

3. CPR 易发生的并发症

（1）人工呼吸的并发症。急救中进行人工呼吸时，过度通气和通气流量过快，都易导致胃扩张，尤其是儿童更易发生胃扩张。此时，维持通畅的气道，限制与调节通气流量，足以使胸廓起伏即可。

（2）胸外按压的并发症。正确的 CPR 技术可减少并发症。对成人、老年人，即使胸外按压动作得当，也可造成肋骨骨折，但婴儿和儿童却很少发生肋骨骨折。胸外按压的其他并发症包括肋骨与胸骨分离、气胸、血胸、肺挫伤、肝脾撕裂伤和脂肪栓子。按压过程中，手的位置要正确，用力要均匀适中，可减少并发症的发生。

任务习题

1. 单选题：下列心肺复苏操作中错误的是（　　　）。

    A. 按压部位：两乳头连线中点

    B. 仰卧位，卧于地面或气垫床上

    C. 如有两名医护人员配合施救时成人胸外心脏按压和人工呼吸的比例为 30:2

    D. 不能进行口对口呼吸的老年人采用对鼻人工呼吸

2. 多选题：心肺复苏效果的判断需要从哪些方面进行？（　　　）

    A. 神志

    B. 口唇和面色

    C. 颈动脉搏动、瞳孔

    D. 自主呼吸

3. 思考题：

老年人日常生活中造成心搏骤停的原因有哪些？如何帮助老年人预防心搏骤停的发生？

任务小结

任务名称	心搏骤停的应急救护	姓名		学号	
学习目的	1. 熟悉开放气道的方法。 2. 掌握心肺复苏的操作流程。 3. 能正确实施现场心肺复苏。 4. 能正确判断心肺复苏的有效指征。 5. 为老年提供应急救护时，具备人文关怀的职业素养。				
学习内容					
呼叫求救					
胸外心脏按压					
开放气道					
人工呼吸的比例					
心肺复苏效果的判断					

任务实践

任务名称	心搏骤停的应急救护	姓名		学号	
实践时间		实践地点			
实践要求	结合任务实施流程，以小组为单位开展实践练习。模拟演练对心搏骤停的老人实施应急救护。				
实践过程记录					
实践心得体会					
教师评价					

任务拓展

1. 拓展案例

国家统计局公布的最新人口数据显示，截至2023年年末，我国60岁及以上人口为2.97亿人，占总人口的21.1%，其中65岁及以上人口为2.17亿人，占总人口的15.4%。养老正在成为普遍而重大的社会关切。未来，全社会的养老需求将更加多元化、高品质化，这一方面考验着市场经济与社会治理的水平和能力，另一方面也预示着将涌现出海量的养老产品和服务。在数字化产业变革的时代，智慧健康养老服务将迎来巨大机遇。

智慧养老服务上下游产业链超长，酝酿着新产业和新业态的巨大潜能。当前，随着养老服务人工成本不断提升、养老服务需求层次日益丰富，未来养老服务的发展必定通过数智化手段加以实现。同时，智慧健康养老服务不仅能够引领地产、金融、医疗、食品、文化娱乐等领域的适老化改造进程，还将催生对各类智能硬件、医疗设备、辅助器具、智能家居等产品的强劲需求。这一趋势必然激励企业依托先进的科学技术，研发出更加贴合老年人生理特征、生活习惯及个性化护理需求的适老化、智能化产品，促进养老服务向高端化、智能化方向转型升级，推动养老服务的技术创新与产品迭代。养老服务未来的发展为先进科技提供了非常丰富的应用场景，有助于形成科技创新的良性循环。

尽管我国智慧化养老起步较晚，但市场潜力足够大。近年来，我国智慧养老服务快速发展，产业结构体系基本形成，进入黄金发展期。

——在国家层面，2024年1月，国务院办公厅印发《关于发展银发经济增进老年人福祉的意见》，明确提出打造智慧健康养老新业态。完善智慧健康养老产品及服务推广目录，推进新一代信息技术以及移动终端、可穿戴设备、服务机器人等智能设备在居家、社区、机构等养老场景集成应用，发展健康管理类、养老监护类、心理慰藉类智能产品，推广应用智能护理机器人、家庭服务机器人、智能防走失终端等智能设备。鼓励利用虚拟现实等技术，开展老年用品和服务展示体验。

——各地也纷纷开展试点工作，已有多个成功案例印证了智能技术服务于老年群体的有效性：北京市西城区通过物联网智能终端与养老驿站照护服务，将机构养老服务送入家中。为失能老人家庭提供的智能床垫，能实时监测心率、呼吸等体征数据，并通过手机应用程序实时查看。上海通过实施长者服务"银色数字工程"，打造"智慧长者食堂"、开展"100万人次长者智能技术运用能力提升行动"、上线长者数字生活"随申学"微信小程序等，建立智慧养老的"四梁八柱"。山西省大同市智慧居家和社区养老服务中心通过自主研发的"398

贴心保"智能化终端设备和"398智慧养老云平台",为老年人提供助救、助购、助餐、助医、助洁、助行服务,有效满足老年人多层次、多样化的养老需求……

但要明确,当前我国在智慧养老服务实践中,仍然存在一些问题。比如,缺乏统一的行业标准、产品设备间的互联互通性不足、上下游产业链尚未完全打通等。同时,我国的智慧养老项目大多数尚未形成清晰的商业模式。但随着政策支持、技术革新、家庭结构规模缩小以及消费观念转变,有分析预测指出,未来5年至10年,智慧健康养老市场将成为新型消费增长点和科技、商业创新源泉。

2. 任务要求

认真阅读案例,积极思考并以小组为单位开展以下任务:

(1)思考智慧健康养老在居家养老环境下的发展方向有哪些?

(2)查阅资料,搜集国家近年来关于"智慧养老服务"相关政策和新闻;讨论并举例说明当前我国"智慧居家养老"设施设备在老年人居家方面的运用。

任务 5　老年脑卒中患者的识别与应急救护

> **任务目标**

知识目标：

- 了解脑卒中的概念及分类。
- 了解老年人日常生活中常见引起脑卒中的危险因素。
- 熟悉脑卒中的主要症状及预防措施。
- 了解脑卒中的危害。
- 掌握老年人脑卒中的应急救助方法。

能力目标：

- 能评估老年人脑卒中的风险。
- 能对老年人开展预防和识别脑卒中的健康宣讲。
- 能细致观察老年人日常生活中可能引起脑卒中的危险因素，帮助其排除隐患。
- 能对老人突发脑卒中采取正确的应对措施实施应急救护。

素质目标：

- 在对老年人进行健康宣讲时，具备良好的协调沟通能力。
- 评估工作中具备细致、严谨的职业态度。
- 工作中具备良好的安全意识。
- 为老年脑卒中患者提供应急救护时，具备人文关怀的职业素养。

任务 5-1 脑卒中的快速识别

任务导入

李爷爷，73岁，与陈奶奶夫妻二人共同居住在阳光苑小区。某日，李爷爷在家拖地时，突然之间感到了头晕，然后很快就摔倒了。李爷爷此时脸部出现了明显的不对称，嘴巴歪向一侧，并且一侧胳膊出现明显的无力麻木，无法抬起，同时出现了言语不清的症状。家人很快拨打了120，将李爷爷送往了医院。经过医院检查，李爷爷被确诊为脑卒中。由于就医及时，李爷爷的病情很快得到了控制。经过医生的介绍，李爷爷一家初步了解了什么是脑卒中，并对李爷爷的日常生活进行更加密切的关心和看护。

请你根据李爷爷脑卒中发病时的症状，总结出如何快速识别脑卒中患者。

任务分析

一、脑卒中的概述

1. 脑卒中的定义

脑卒中(stroke)是指一类因脑局部血液循环障碍所导致的急性发生的神经功能缺损综合征，持续时间至少24小时，包括脑梗死、脑出血、蛛网膜下腔出血等。

2. 脑卒中的分类

脑卒中通常又被称为中风，根据病因和病理生理特点，主要可分为两大类：缺血性脑卒中和出血性脑卒中。

（1）缺血性脑卒中指因脑部血管阻塞，造成脑部血液循环障碍，从而引发脑组织缺血、缺氧，最终导致了脑组织的损伤。缺血性脑卒中是脑卒中最常见的类型，约占所有脑卒中的70%～80%。缺血性脑卒中又可细分为几个类型：① 动脉粥样硬化性血栓性脑梗死；② 腔隙性脑梗死；③ 脑栓塞。

（2）出血性脑卒中指因脑部血管破裂，血液流入脑组织或蛛网膜下腔，从而导致脑组织受压、损伤。出血性脑卒中较为少见，其预后较差，病情一般偏重。出血性脑卒中又可细分为两个类型：① 脑出血；② 蛛网膜下腔出血。

3. 脑卒中的危险因素

脑卒中的危险因素涉及生活习惯、遗传因素、慢疾病等多个方面，以下列出几项主要的危险因素（见图2-5-1）：

（1）年龄：伴随年龄增长，脑卒中的风险愈发增加，因此，老年人是发生脑卒中的高危人群。

（2）遗传：若家族中有个体有脑卒中病史，则脑卒中风险也会增加。

（3）慢性疾病史：高血压、糖尿病、高脂血症以及心血管疾病等都会增加脑卒中的发病风险，其中高血压是脑卒中的主要独立危险因素，而这些疾病同时也容易发生在老年人身上，因而也大大增加了老年人发生脑卒中的风险。

（4）不良生活习惯：如吸烟、饮酒、缺乏运动以及高脂、高盐、高糖的饮食习惯等均可能增加脑卒中的风险。

（5）其他因素：如精神因素、梅毒感染等均可能增加脑卒中的发病风险。

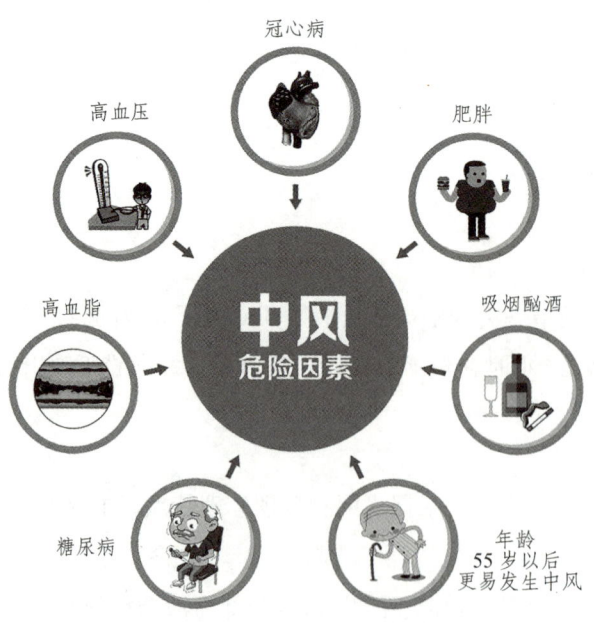

图2-5-1　引起中风的危险因素

4. 脑卒中的预防措施

（1）调整生活作息。包括戒烟戒酒、保持良好作息、减少压力等调整措施。

（2）合理饮食。老年人需要严格控制日常生活中糖、盐的摄入，以及富含脂肪的食物的摄入，此外需要增加膳食纤维的摄入，并保持膳食营养的平衡，这些措施对于脑卒中的预防十分重要。

（3）规律运动。老年人应当避免久坐不动，适当的运动对于减少心血管疾病、高血压等慢性疾病具有重要意义。

（4）控制慢性疾病的病情。老年人常常伴有高血压、糖尿病、高脂血症以及心血管疾病等慢性病，这些慢性疾病会大大增加老年人脑卒中的发病风险。因此，密切关注病情、遵医嘱按时服药、定期检查，对于这些疾病的老年患者减少脑卒中的发病风险是十分重要的。

5. 脑卒中的主要危害

（1）神经功能缺损。老年人发生脑卒中后，常常会伴有各种神经功能缺损症状，如偏瘫、失语、吞咽困难、视觉障碍等，极大地影响病人的日常生活。

（2）心理影响。老年人在患脑卒中后，常常会因为突然的肢体功能障碍、语言障碍等产生各种情绪问题，如恐惧、担忧、抑郁、易怒等。这些心理问题不仅可能影响老年脑卒中病人的治疗效果和日常生活，还可能加快脑卒中的进程。

（3）并发症风险。老年人发生脑卒中后，可能会出现各种并发症，如肺部感染、尿路感染、深静脉血栓形成和肺栓塞等，这些并发症不仅可能加重患者的病情，延迟住院时间，还可能会危及患者的生命。

（4）复发率高、致残率高。脑卒中患者由于神经功能缺损，即使是在病情稳定后，也有导致残疾的风险，包括肢体功能障碍、认知障碍和言语障碍等。同时，老年脑卒中患者即使是在病情稳定后，也存在有较高的复发风险。

（5）社会和经济负担：老年脑卒中病人在治疗、康复和日常护理方面都需要投入大量的人力、物力和财力等，这些不仅会给病人本身及其家庭带来不小的经济负担，甚至可能给整个社会造成一定的经济压力。

二、如何快速识别脑卒中

伴随年龄增长，老年人发生脑卒中的概率也大大提高。在发生脑卒中后，尽早地治疗对于脑卒中病人至关重要。因此，如何快速识别脑卒中，对于脑卒中的救护是首要需要掌握的。脑卒中的识别要点如表 2-5-1 所示。

表 2-5-1 脑卒中的识别要点

检查项目	正常表现	异常表现
面瘫（令病人露出牙齿或者微笑）	双侧面部运动对称	双侧面部运动不对称
上肢无力（令病人闭上眼睛，尝试举起双上肢10秒）	双侧运动一致或者双侧皆不能动	一侧不动或者一侧肢体下垂
言语异常（令病人说"吃葡萄不吐葡萄皮"）	言语正常清晰	发音含糊，用词错误或者不能言语

对于突发脑卒中的老年人而言，时间就是生命。若脑卒中发病时未能得到及时的救治，患者将以每分钟数百万个脑细胞的速度丧失神经功能。因此，需快速识别脑卒中，一旦怀疑患者可能患有脑卒中，应当立即拨打急救电话，尽快将患者送往医院进行诊治，这对于脑卒中病人的预后十分重要。

任务实施

实施环节	实施要求	注意事项
准备	场景准备：模拟室内环境。	
	人员准备：分小组进行，每组由一人扮演突发脑卒中的老年人，其余扮演家属。	
	物品准备：准备好记录的纸、笔、电话道具。	
场景演绎	在室内环境中，一人扮演突发脑卒中的患者，表现出脑卒中患者的主要症状。同时，其他同学对其进行快速的识别检查，进行记录并口述操作。	
小组讨论	小组讨论操作过程，检查是否有遗漏，是否有需要关注的重点，总结在整个过程中的得失，并进行发言讨论。	
评选发言	由各小组分别派一名代表发言，总结出快速识别脑卒中的操作流程，并进行自由评选。	
宣传教育	结合脑卒中的快速识别过程，讨论如何对老年人进行相关的健康宣教。	
总结	老师总结发言，并布置习题。	

任务习题

1. 单选题：老年人突发脑卒中时，下列哪种症状最为常见？（　　）

   A. 双手紧握

   B. 苦笑面容

   C. 双眼不能凝视一侧

   D. 言语不清

2. 多选题：下列关于快速识别脑卒中的环节正确的有（　　）。

   A. 询问家属患者是否有高血压、糖尿病、心血管疾病等疾病史

   B. 检查患者是否有脑卒中相关临床症状

   C. 一旦怀疑患者突发脑卒中，迅速拨打急救电话120

   D. 保持镇定，安慰老人并缓解其压力

3. 思考题：

当有脑卒中病史的一位老人突发晕厥摔倒时，你应该怎么做？

任务小结

任务名称	快速识别老年人突发脑卒中	姓名		学号	
学习目的	1. 了解什么是脑卒中。 2. 了解为什么老年人是脑卒中高发人群。 3. 掌握脑卒中的识别要点。 4. 能对突发脑卒中的老年人进行快速地识别。					
学习内容					
脑卒中的概念					
容易发生脑卒中的老年人群体					
脑卒中的快速识别要点					
预防老年人发生脑卒中的生活要点					
对老人进行脑卒中健康宣讲的实施要点					

任务实践

任务名称	快速识别老年人突发脑卒中	姓名		学号	
实践时间		实践地点			
实践要求	结合任务实施流程,开展实践练习。与同伴模拟突发脑卒中时的识别措施,并口述识别要点。				
实践过程记录					
实践心得体会					
教师评价					

任务 5-2　脑卒中的应急救护

任务导入

王奶奶，63 岁，有脑卒中病史，与老伴赵爷爷居住于龙庭小区。冬日某日，赵爷爷像往常一样呼喊王奶奶起床，却无人回应。赵爷爷立即大声呼喊王奶奶，并检查呼吸、其表情以及神智情况等。发现王奶奶意识不清、嘴角歪斜、单侧肢体偏瘫、麻木、失语。

面对该紧急情况，赵爷爷应该怎么做？

任务分析

一、如何识别脑卒中

对于出现突发晕厥，一侧肢体无力或麻木，言语不清等症状，特别是伴有高血压、高脂血症、糖尿病以及心血管疾病等慢性疾病，以及曾有脑卒中病史的老年人，一旦出现上述症状，高度怀疑其突发脑卒中。

二、脑卒中的应急救护

一旦怀疑老年人出现脑卒中，应当立即对其进行家庭急救并拨打急救电话 120（见图 2-5-2）。以下为脑卒中的家庭急救措施：

（1）就地侧卧。使患者就地侧卧，避免偏瘫一侧肢体受到压迫，保持患者处于一个较舒服的体位。

（2）改善呼吸。松解患者的衣物，使患者保持呼吸畅通，同时头偏向一侧避免因呕吐引起窒息，有条件的可以给予吸氧或者是改善通风环境。

（3）禁食禁饮。禁止给患者喂食、饮水，防止因呕吐导致窒息，若感到口干者，可用棉签蘸温水擦拭嘴唇。

（4）及时送医。及时送到有医疗条件的医院，或者拨打120急救电话。

（5）防止颠簸。在运输病人的途中，应当尽量少移动病人，行车应当平稳，避免因颠簸而加重病情。

（6）了解相关病情。应当提前了解患者是否有高血压、糖尿病、心血管疾病以及脑卒中等疾病史，为后续治疗工作做好准备。

（7）切忌擅自用药：用药应当谨遵医嘱，切勿自行用药。

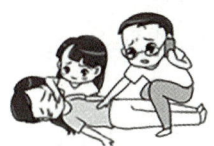

第一步
发现患者倒
立即打电话呼叫120

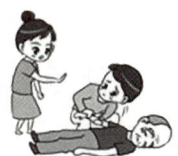

第二步
协助患者平躺
头偏向一侧，减少搬动

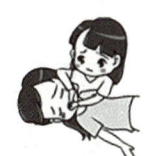

第三步
开放气道
清理口腔内分泌物
拉出患者舌头，防止窒息

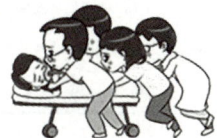

第四步
头部物理降温
以降低脑部耗氧量

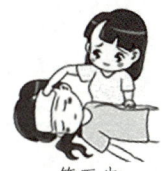

第五步
送往医院
协助120将患者抬至担架
头部稍稍抬高，偏向一侧

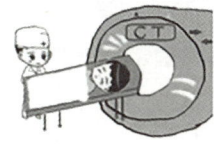

第六步
检查
尽早到医院做进一步的检查确诊
必要时进行手术治疗

图 2-5-2　脑卒中的家庭急救步骤

任务实施

实施环节	实施要求	注意事项
快速识别脑卒中	根据患者本身病史，伴随的脑卒中的高危因素，以及症状表现，快速识别脑卒中。	
就地侧卧	使患者就地侧卧，不宜挪动患者，不要使瘫痪一侧受压。	
改善呼吸条件	松开患者的衣物，使其头偏向一侧避免因呕吐引起窒息，可给予吸氧或者打开门窗。	
禁食禁饮	严格禁食禁饮，避免引起呕吐而导致窒息。	
评估老人状况采取急救措施	评估脑卒中患者状况及生命体征。判断其是否已丧失意识知觉。	
拨打急救电话，通知家属	及时通知老人家属，告知其现状。及时将老人送医，防止颠簸，或者立即拨打120急救电话。	急救电话拨打，见模块一任务1-2【知识链接】
询问相关疾病病史	询问老人及其家属其相关疾病病史，为后续治疗工作做好准备。	

任务习题

1. 单选题：在发现老人突发脑卒中时，应当立即做什么？（   ）

    A. 使患者平卧，可在头下垫软物

    B. 拨打120急救电话，告知患者相关情况和地址

    C. 打开门窗，使患者头偏向一侧，可适当给予一点流食避免患者过于饥饿。

    D. 立即将患者扶起，大声呼唤，避免其意识丧失

2. 多选题：下列对于脑卒中患者的处理措施正确的是（   ）。

    A. 保持患者呼吸通畅

    B. 保持患者静止，避免患者活动

    C. 在等待急救人员的到来时，准备好患者的相关信息，如姓名、年龄、既往病史等

    D. 陪伴患者并给予心理安抚，使其保持冷静并鼓励其配合治疗

3. 思考题：

面对高度怀疑是脑卒中的老年人，我们有哪些能做的？又有哪些不能做的？

任务小结

任务名称	老年脑卒中病人的应急救护	姓名		学号	
学习目的	\multicolumn{5}{l}{1. 了解脑卒中的概念。 2. 熟悉脑卒中的发病症状。 3. 掌握脑卒中的应急处理防范。 4. 能对居家老人出现脑卒中采取正确的应对措施开展应急救护。 5. 为老年人提供应急救护时,具备人文关怀的职业素养。}				

学习内容	总结记录
脑卒中的概念	
脑卒中的预防	
脑卒中的症状	
脑卒中的应急救护措施	
脑卒中的禁忌事项	

任务实践

任务名称	老年脑卒中病人的应急救护	姓名		学号	
实践时间		实践地点			
实践要求	结合任务实施流程，以小组为单位开展实践练习。模拟演练对脑卒中的居家老人实施应急救护。				
实践过程记录					
实践心得体会					
教师评价					

任务拓展

1. 拓展案例

75岁的李大爷有脑卒中风险，营养师为其设计餐食。早餐是小米粥（小米30克）、水煮玉米（半根）、水煮蛋（1个）、凉拌菠菜（100克）。小米养胃，玉米富含膳食纤维，鸡蛋补蛋白，菠菜含叶酸助降同型半胱氨酸。

午餐有荞麦面（100克）、番茄牛肉（番茄150克、牛肉80克）、清炒芹菜（200克）。荞麦面控血糖，牛肉优质蛋白且脂肪低，番茄抗氧化，芹菜含芹菜素降血压。

晚餐为紫薯（100克）、清蒸豆腐（150克）、清炒豆角（200克）。紫薯富含花青素，豆腐优质蛋白，豆角补维生素。烹饪以蒸煮为主，少盐少油。

2. 任务要求

请你针对预防老人脑卒中，设计一餐营养均衡的饮食。

任务 6　气道异物梗阻

任务目标

知识目标：

- ◇ 了解气道异物梗阻的概念。
- ◇ 了解老年人日常居家饮食安全指导要点。
- ◇ 熟悉气道异物梗阻的症状及预防措施。
- ◇ 掌握气道异物梗阻的应急处理防范方法。

能力目标：

- ◇ 能判断和识别气道异物梗阻。
- ◇ 能对老年人开展居家饮食安全生活指导教育。
- ◇ 能细致观察老年人日常生活进食中的不安全因素，帮助其排除隐患。
- ◇ 能对居家老人出现气道异物梗阻采取正确的应对措施开展应急救护。

素质目标：

- ◇ 与老年人交流沟通时，具备良好的协调沟通能力。
- ◇ 评估工作中具备细致、严谨的工作态度。
- ◇ 工作中具备牢固的安全意识。
- ◇ 培养学生面对紧急情况时冷静、果断的品质。
- ◇ 为老年人提供应急救护时，具备人文关怀的职业素养。
- ◇ 增强社会责任感和关爱老年人的意识。

任务 6-1　气道异物梗阻的识别

任务导入

正值饭点，某社区的敬老餐厅内人声鼎沸，家住附近的王大爷选择来敬老餐厅吃一顿热乎饭。敬老席、急救医药包、公共轮椅、扶手……餐厅内的种种小变化，饱含着社区对老年人的温暖关怀。

让老年人在家门口安全地吃上一顿热乎饭，是关键小事，也是民生大事。社区食堂聚焦老年人就餐需求与实际，积极构建覆盖城乡、布局合理、共建共享的老年助餐服务网络，逐步实现老年助餐服务方便可及、经济实惠、安全可靠、持续发展。

（案例来源：学习强国——人民日报 2024-05-23）

请你帮助社区食堂对用餐环境安全性进行评估，并向王大爷进行饮食安全指导。

任务分析

一、老年人不同时期对进食安全的需求

老年人身体机能随着年龄的日益增长逐步下降，生活的自理能力逐步减弱。根据老年人的自理能力变化，其对应的进食安全需求有所不同，如表 2-6-1 所示。

表 2-6-1　老年人不同时期对进食安全的需求

时期	身体活动表现	安全进食的需求
自理期	吃饭、穿衣、如厕、移动、洗浴等完全依靠自己完成；外出活动、食物烹饪、衣物清洗、家务维持等活动能力正常。	合理搭配、饮食多样化。培养定时吃饭的习惯，避免暴饮暴食，并少食多餐。

续表

时期	身体活动表现	安全进食的需求
半自理期	吃饭、穿衣、如厕、移动、洗浴等需要借助扶手、轮椅等辅助设备；上下床、打扫卫生等无法完全依靠自己完成。外出活动、食物烹饪、衣物清洗、家务维持等活动部分需要协助。	分次进食细软食物并注意选择易消化的食物。进食前需仔细检查食物温度，保证适宜入口，避免过热或过冷食物引发不适。握持、防滑的餐具，以保证进食过程的安全。
介护期	吃饭、穿衣、如厕、移动、洗浴等活动需要他人帮助进行；外出活动、食物烹饪、衣物清洗、家务维持等活动无法完成。	确保老人在进食时保持合适的卧姿，如头部略高于身体，避免食物进入气管或肺部导致窒息。对无法自行进食的老人，需耐心喂食，每次给予少量食物，控制速度，防止呛咳，并帮助老人餐后进水，避免口腔感染。

二、老年人安全饮食的环境布置要点

1. 空间布局与通行便利性

（1）易于到达。餐厅应设置在老年人易于到达的位置，避免过长的行走距离和复杂的路径，确保老年人能够轻松抵达。

（2）无障碍设计。餐厅内应铺设防滑地板，并设置无障碍通道和扶手，特别是入口、通道转角处，以减少跌倒风险。

（3）宽敞舒适。座位间距应适当，留有足够的空间供老年人使用轮椅或其他移动辅助设备。餐桌高度和椅子舒适度需根据老年人身高和习惯调整，确保就餐姿势正确且不易疲劳。

2. 照明与色彩设计

（1）柔和照明。餐厅应采用柔和而充足的照明，避免过强的光线对老年人的眼睛造成刺激。在餐桌上可设置阅读灯，便于老年人阅读菜单或报纸。

（2）温馨色彩。色彩选择上应以温暖、柔和的色调为主，如米白色、浅木色等，营造舒适、宁静的用餐氛围。适当搭配淡黄、淡绿等明亮色彩，可以刺激食欲，提升用餐愉悦感。

3. 通风与空气质量

（1）良好通风。餐厅应设计有合理的通风系统，保持室内空气流通，避免油烟积聚和异味扩散，确保老年人能在清新的环境中用餐。

（2）温度与湿度控制。室内温湿度应保持在适宜范围内，避免过冷或过热导致老年人身体不适。同时，注意控制室内湿度，防止潮湿引起的不适。

4. 餐具与食品安全

（1）餐具安全。餐具应选择易握持、防滑、耐高温的材质，避免尖锐边角设计，以防割伤。同时，餐具应定期消毒，确保卫生安全。

（2）食品安全。厨房设计需遵循严格的食品安全与卫生标准，合理划分功能区域，避免交叉污染。食材应新鲜、可追溯，烹饪过程需遵循营养学原则，符合老年人的健康需求。

5. 社交与心理关怀

（1）促进交流。餐厅内可设置交流区域，鼓励老年人之间的互动，举办茶话会、音乐表演等活动，丰富老年人的精神生活。

（2）个性化服务。服务人员应接受专业培训，了解老年人的饮食偏好和习惯，提供个性化的餐饮服务。同时，关注老年人的心理需求，给予关爱和尊重，营造温馨、和谐的用餐氛围。

三、老年人日常居家安全饮食指导要点

（一）安全饮食

1. 选择适宜的食物

（1）软烂易消化。老年人的食物应以软食、半流质为主，如面条、蛋羹、粥类等，这些食物易于咀嚼和吞咽，减少噎食的风险。同时，应避免食用油腻、坚硬、带骨或大块的食物，如坚果、大肉块、整只的汤圆等。

（2）新鲜与营养。确保食物新鲜，避免食用腐败、变质的食物。同时，保持食物多样性，摄入各种营养素，以维持身体健康。

2. 调整进食习惯

（1）细嚼慢咽。老年人在进食时应细嚼慢咽，确保食物充分咀嚼和润滑，以便更容易通过食道。避免匆忙进食或大口吞咽，这样可以减少噎食的风险。

（2）集中注意力。进食时要少说话，更不能大声说笑或看电视，以免分心导致误咽或

噎食。

（3）保持正确姿势。进食时尽量坐直，避免低头或仰头，以减少食物误入气道的风险。

3. 改善口腔健康

（1）保持口腔清洁。老年人应坚持早晚刷牙，饭后漱口，定期洁牙，以减少口腔细菌滋生，降低口腔疾病对进食的影响。

（2）及时处理口腔问题。如有蛀牙、牙龈炎等口腔疾病，应及时治疗，以免影响咀嚼和吞咽功能。

4. 环境与安全措施

（1）安全用餐环境。为老年人提供一个整洁、安静、明亮的用餐环境，避免嘈杂和强光刺激。同时，餐桌和椅子应稳固，高度适中，便于老年人就坐和取用餐具。

（2）陪同进食。对于独居或行动不便的老年人，建议家人或护理人员陪同进食，以便及时发现和处理异常情况。

5. 特殊情况下的处理

（1）了解噎食症状。老年人及其家属应了解噎食的症状，如突然不能说话、窒息表情、用手抓住颈部或胸前等，以便及时发现并处理。

（2）掌握急救技能。学习并掌握海姆立克急救法等急救技能（见图 2-6-1），以便在老年人发生噎食时能够迅速采取有效措施进行急救。

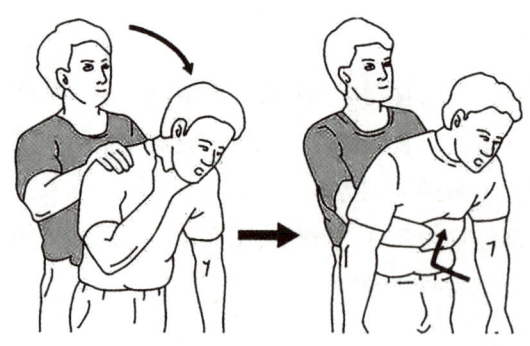

图 2-6-1 海姆立克急救法

6. 定期健康检查

（1）关注吞咽功能。老年人应定期到医院进行健康检查，特别是关注吞咽功能是否正常。如有异常，应及时就医并接受专业治疗。

（2）排查相关疾病。老年人若出现频繁噎食的情况，可能是身体某些疾病发出的信号，如食道病变、脑血管病等。应及时到医院进行排查和治疗。

（二）安全进水

1. 选择合适的饮水方式和工具

（1）小口慢饮。老年人饮水时应小口慢饮，避免大口吞咽，这样可以降低水流速度，减少呛咳的风险。

（2）使用合适的工具。建议使用吸管或斜口杯等辅助工具饮水，这些工具可以帮助控制水流速度，使饮水更加安全。同时，避免使用普通的直口杯，因为直口杯容易使水流过快，增加呛咳的风险。

2. 调整饮水姿势

（1）坐姿饮水。尽量采取坐姿饮水，这样可以保持呼吸道的畅通，减少呛咳的可能性。如果老年人需要卧床，可以将床头抬高，或者使用枕头等物品垫高上半身，以便于饮水。

（2）低头吞咽。饮水时头部应稍微向前倾斜，这样可以避免水流直接冲入咽喉，减少呛咳的风险。

3. 注意饮水时的身体状况

（1）避免说话时饮水。饮水时尽量避免说话或转头，以免分散注意力导致呛咳。

（2）留意身体信号。老年人应留意自己的身体状况，如感到喉咙不适或呼吸困难时，应立即停止饮水并寻求帮助。

4. 养成良好的饮水习惯

（1）均匀分配饮水量。老年人应在一天中的不同时间均匀分配饮水量，避免在短时间内大量饮水。这样可以保持身体的水平衡，减少呛咳的风险。

（2）定时饮水。建议老年人养成定时饮水的习惯，如晨起后、餐前、睡前等时间段饮水。这样可以确保身体始终得到充足的水分补充。

5. 特殊情况下的处理

（1）治疗相关疾病。如果老年人患有咽部疾病或脑血管疾病等可能导致呛咳的疾病，应及时就医并接受治疗。这些疾病的治疗有助于减少呛咳的发生。

（2）进行康复训练。对于容易呛咳的老年人，可以在医生或专业人员的指导下进行康复训练。这些训练可以增强吞咽肌肉的力量和协调性，提高吞咽功能，减少呛咳的风险。

6. 其他注意事项

（1）水质安全。确保提供给老年人的水是干净的、安全的，避免因为水质问题导致呛咳或其他健康问题。

（2）避免刺激性饮品。老年人应避免饮用过冷、过热或刺激性强的饮品，以免刺激咽喉引起呛咳。

（三）防止噎食

（1）嘱老年人先喝水或汤，湿润口腔及咽喉部。

（2）食物处理得当，进食时细嚼慢咽。

（3）进食时要专心，不看电视或讲笑话。

（4）选择正确的进食体位。

（5）饭前戴好假牙。

（6）对吞咽困难者可将食物加工成流质或半流质状。

（7）对暴饮暴食或抢食者应由专人看护，控制进食速度。

（8）精神异常的人应集体用餐，工作人员严密观察。

若出现噎食，可按图 2-6-2 所示方法进行急救。

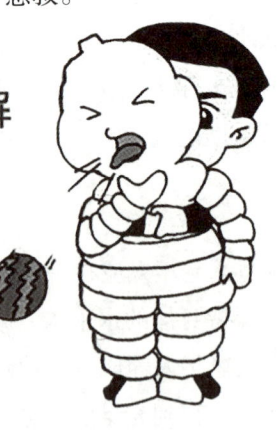

图 2-6-2　噎食急救图解

任务实施

实施环节	实施要求	注意事项
准备	物品准备：评估记录表、鞋套、笔、安全宣传手册等。	
	人员准备：着装规范整洁，具备良好的沟通能力，能够与老年人顺畅交流。	
	沟通：与老年人/家属做好沟通解释，约定上门评估时间。	
评估居室环境	1. 结合居室饮食安全布置要点，评估老年人餐厅通过性情况，并记录。	
	2. 结合居室饮食安全布置要点，评估老年人进食易导致噎食、呛咳的风险情况，并记录。	
	3. 结合居室饮食安全布置要点，评估老年人餐厅安全报警装置情况，并记录。	
	4. 结合居室饮食安全布置要点，评估老年人餐厅灯光照明情况，并记录。	
	5. 结合居室饮食安全布置要点，评估老年人居室家具使用安全情况，并记录。	
沟通讨论	与老年人沟通，结合评估记录，为老年人提出餐厅进食安全的改造建议，听取老年人的意见，讨论居室改造布置方案。	
居室布置	协助老年人对当前的餐厅环境进行布置或改造，提升其居家安全性。	
开展安全指导	结合老年人日常居家安全生活指导要点内容，对老年人开展饮食、饮水的安全指导，提高老年人的安全意识。	
整理	整理用物，向老人致谢，离开。	

任务习题

1. 多选题：老年人饮食分为（　　　）。
    A. 基本饮食
    B. 流质饮食
    C. 治疗饮食
    D. 试验饮食

2. 多选题：下列关于老年人居室饮食环境布置说法正确的有（　　　）。
    A. 帕金森老年人的餐具应单独准备防抖餐具。
    B. 老年人进食时的光线越亮越好，最好使用射灯。
    C. 老年人可以在卧室进食普通饮食。
    D. 避免食用过烫或过冷食物

3. 思考题：
当老年人不能接受你提出的饮食安全改进建议时，你应该怎么做？

任务小结

任务名称	协助老年人进行进餐前布置和日常饮食安全指导	姓名		学号	
学习目的	1. 了解老年人对饮食安全的需求。 2. 熟悉老年人日常居家安全饮食指导要点。 3. 掌握老年人进食安全的布置要点。 4. 能评估老年人进食安全风险并协助居家老年人进行提升居室饮食安全性的简单布置。 5. 能对老年人开展居家安全饮食指导。					
学习内容					
进食呛咳的概念					
老年人不同时期对饮食环境安全的需求要点					
老年人居室饮食安全环境营造要点					
老年人居家生活安全指导要点					
居室安全环境营造与生活安全指导的实施					

任务实践

任务名称	协助老年人进行居室布置和日常饮食安全指导	姓名		学号	
实践时间		实践地点			
实践要求	结合任务实施流程,开展实践练习。对自己的住所进行居室饮食安全评估并提出布置改造建议。				
实践过程记录					
实践心得体会					
教师评价					

任务 6-2　气道异物梗阻的应急救护

任务导入

"救命啊！救命啊！"3月24日下午1点左右，正在小区检修电梯的保安黄福华突然听到呼救声，走出电梯一看，一对年轻夫妇抱着一个孩子，从14栋单元楼慌张地跑出来，并高声呼救。黄福华立刻快跑上前，发现孩子的头和四肢都耷拉着一动不动，面色发紫，呼吸微弱。孩子妈妈着急地说："给孩子喂了一小块饼干又喝了点奶，好像噎住了，我拍了很久也没反应，已经打了120，但从最近的医院赶来也要十几分钟。"黄福华立即接过孩子，用"海姆立克急救法"进行急救。在三分多钟时间里，黄福华连续尝试了多次，孩子终于从嘴里吐出奶状混合物，"哇"的一声哭了起来，眼睛也慢慢睁开，逐渐恢复了意识。

不久后，救护车赶到，孩子被顺利地送上了救护车，黄福华的正确施救，为危在旦夕的孩子赢得了宝贵的时间。经过治疗，孩子目前已无大碍。

黄福华今年55岁，2021年4月入职望城小区安宁物业。"'华仔'平时工作就很认真、很仔细的，小区里很多居民都很认可他，工作很出色！"一说起黄福华，安宁物业主管李茜连连称赞！

黄福华说自己是一名物业保安，同时也是余杭公安义警联盟成员，此前就经常接受急救培训。"这些年，在余杭区公安分局和红十字会的指导下，物业每年都会组织开展急救技能培训活动，让我们学习基础的急救技能，关键时候，真派上了用场！"黄福华希望能有更多人学会基础的急救技巧，比如心肺复苏术、海姆立克急救法！

目前，经公安机关调查确认，黄福华被授予"余杭区见义勇为积极分子"称号。

（案例来源：学习强国——杭州学习平台　2024-04-09）

如果是你面对上述紧急情况，应该采取怎样的急救措施？

任务分析

一、气道异物梗阻的概念

气道异物梗阻多发生在进食过程中，非食物原因也很多见，多发于老年人。气道异物梗阻是一种急症，多表现为突然的剧烈咳嗽、反射性呕吐、声音嘶哑、呼吸困难、发绀，常常不由自主地以一只手紧贴于颈前喉部，摆出 V 形的典型手势。

二、气道异物梗阻的原因

（1）生理因素。进入老年期后，咽喉在生理及功能上发生退行性变化。
（2）体位因素。年老或行动不便的卧床者，平卧于床上进食。
（3）疾病因素。颅内本身的病变；神经肌肉的病变；咽喉的病变；食管的病变；心、肺功能不全。
（4）食物因素。食物过干，进食过快。
（5）意外因素。假牙等。

三、老年人气道异物梗阻的表现

（1）颜面青紫。
（2）不能发声。
（3）"V"形手势，即用手按住颈部或胸前，并用手指口腔（见图 2-6-3）。
（4）肢体抽搐。
（5）呼吸停止。

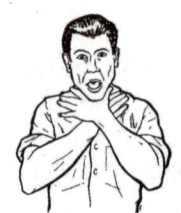 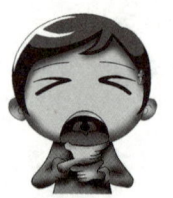

气道异物梗阻，请记住这个求救手势！

图 2-6-3 气道异物梗阻的"V"形手势

四、气道异物梗阻的类型

（1）呼吸道部分阻塞——呼吸困难、呛咳不止。
（2）呼吸道全部阻塞——不能呼吸、昏迷倒地。

五、海姆立克法的操作手法

（一）自救法（主要用于意识清醒的成人）

（1）咳嗽法。适用于异物仅造成不完全性呼吸道梗阻，尚能发声、说话的老人。
（2）腹部手拳冲击法：让老人一手握拳置于上腹部（肚脐上两横指），另一手紧握该拳，用力向内、向上快速连续冲击。
（3）上腹部倾压椅背法：老人将上腹部迅速倾压于椅背、桌角、扶手铁杆和其他硬物上，然后做迅猛向前倾压的动作。

（二）他救法（成人）

（1）神志清楚的老人：取立位，施救者站在老人的身后，用双手环抱其腰部，手握拳以拇指侧对腹部，放于剑突下和肚脐上的腹部（肚脐上两横指），另一手紧握该拳，快速向内、向上冲击腹部。
（2）神志不清的老人：将老人放置于仰卧位，使头后仰，开放气道。施救者一只手的掌跟置于剑突下与肚脐上的腹部（肚脐上两横指），另一只手交叉重叠之上，借助身体的重量，向上快速冲击腹部。

六、老年人噎食处理时的注意事项

（1）若发生心博骤停，应立即进行心肺复苏。
（2）不应过晚拨打急救电话。
（3）如老年人牙关紧闭，可用筷子等撬开口腔，清理口腔异物。

七、海姆立克法操作练习

1. 目的

（1）掌握噎食的急救措施。

（2）了解噎食的表现。

2. 评估

评估老人的意识、能否发声、口鼻有无异物。

3. 准备

（1）环境准备：环境安全。

（2）养老护理师准备：着装得体，便于操作。

（3）老年人准备：根据意识情况摆放合适的体位。

（4）用物准备：海姆立克模型1个、纱布1块、弯盘1个、手电筒1个。

4. 步骤

（1）呼救。寻求他人的帮助，帮忙拨打120急救电话。

（2）摆体位。立位或仰卧位。

（3）清除异物。清除口鼻内肉眼可见的异物。

（4）立位。养老护理师双手环抱其腰部，手握拳，大拇指侧对其肚脐上两横指处，另一只手包裹住握拳的手，双手用力，快速向内、向上冲击，直至排除异物。

（5）卧位。养老护理师骑跨在老人髋部，一只手的掌根置于老人肚脐上两横指处，另一只手与该手重叠，借助身体的力量，快速向内、向上冲击。

（6）操作后处理。保持气道通畅，进行下一步生命支持；安慰老人情绪；洗手记录，整理用物。

5. 注意事项

（1）不宜盲目拍背。

（2）及时拨打急救电话。

6. 评价

（1）反应迅速，动作快而不乱。

（2）操作熟练、操作过程无损伤。

（3）异物排出。

任务实施

实施环节	实施要求	注意事项
准备	评估：老人意识是否清醒，口腔有无异物，询问老人是否被异物卡住。	
	养老护理师准备：衣帽整洁。	
	用物准备：海姆立克模型、纱布、弯盘、手电筒。	
	环境准备：环境安全、宽敞明亮。	
操作步骤	1. 呼救：寻求他人帮助，帮忙拨打"120"急救电话。	
	2. 摆体位： （1）意识清醒：立位。 （2）意识昏迷：卧位，头往后仰，保持气道开放。	
	3. 清除异物：手指可清除的异物，可用纱布包裹手指，将异物置于弯盘中。	
	4. 施救： （1）施救者双手环抱其腰部。 （2）一手握拳。 （3）大拇指侧对其肚脐上两横指处。 （4）另一只手包裹住握拳的手。 （5）双手用力，快速向内、向上冲击，直至排除异物。 卧位： （1）养老护理师骑跨在老人髋部。 （2）一只手的掌根置于老人肚脐上两横指处。 （3）另一只手与该手重叠。 （4）借助身体的力量，快速向内、向上冲击。	
	5. 保持气道通畅，等待进一步生命支持。	
	6. 安慰老人情绪。	
	7. 洗手、记录，整理用物。	
操作要点	1. 反应迅速，动作快而不乱。	
	2. 操作熟练，操作过程中无损伤。	
	3. 排出异物。	

任务习题

1. 单选题：属于呼吸道部分阻塞的表现是（　　　）。

    A. 呼吸困难、呛咳不止

    B. 不能呼吸、昏迷倒地

2. 多选题：下列属于老年人噎食表现的是（　　　）。

    A. 颜面青紫

    B. 不能发声

    C. "V"形手势，即用手按住颈部或胸前，并用手指口腔

    D. 肢体抽搐

    E. 呼吸停止

3. 思考题：

老年人日常生活中造成气道异物梗阻的原因有哪些？如何帮助老年人预防气道异物梗阻的发生。

任务小结

任务名称	气道异物梗阻的应急救护	姓名		学号	
学习目的		1. 了解气道异物梗阻的概念。 2. 熟悉气道异物梗阻的症状及预防措施。 3. 掌握气道异物梗阻的应急处理防范。 4. 能对居家老人出现气道异物梗阻采取正确的应对措施开展应急救护。 5. 为老年人提供应急救护时,具备人文关怀的职业素养。				
	学习内容					
气道异物梗阻的概念					
气道异物梗阻的预防					
气道异物梗阻的处理					
气道异物梗阻的症状					
气道异物梗阻的应对措施					

任务实践

任务名称	气道异物梗阻的应急救护	姓名		学号	
实践时间			实践地点		
实践要求	结合任务实施流程,以小组为单位开展实践练习。模拟演练对气道异物梗阻的居家老人实施应急救护。					
实践过程记录						
实践心得体会						
教师评价						

任务拓展

1. 拓展案例

养老事关民生，加强养老护理人才队伍建设是推动养老服务高质量发展的关键。近日，全国人大常委会代表工作委员会公布了10件高质量审议代表议案、办理代表建议典型案例，"加强高素质养老护理员队伍建设，促进养老服务高质量发展"位列其中。

在十四届全国人大一次会议上，多名全国人大代表提出了完善养老服务政策措施、提高养老服务人员薪酬待遇等建议，这些建议被全国人大常委会办公厅确定为重点督办建议，由民政部牵头办理，全国人大社会建设委员会督办。

一年前，李奶奶在家进食时发生异物卡喉，社区安全员手机上接到紧急求助提示后，迅速赶往李奶奶家，发现李奶奶被芋头块卡住气道。"那次多亏有紧急求助社区养老员，才避免了悲剧的发生。"

2. 任务要求

认真阅读案例，积极思考并以小组为单位开展以下任务：

（1）思考老年人在居家环境中的进食常见风险有哪些？

（2）查阅资料，搜集国家近年来关于"饮食适老化改造"相关政策和新闻；讨论并举例说明当前我国"智能化"设施设备在应对老年人饮食风险方面的运用。

任务 7　癫痫发作

任务目标

知识目标：

- 理解癫痫的基本定义及其在老年人中的特殊性。
- 识别癫痫发作的常见类型及其临床表现。
- 掌握老年人癫痫发作的先兆和诱因。
- 了解癫痫发作时的紧急处理流程和护理要点。
- 学习癫痫的日常管理和患者教育。

能力目标：

- 能够准确识别癫痫发作的症状并进行有效应对。
- 掌握在癫痫发作时实施的急救措施，包括保护患者免受伤害、保持呼吸道通畅等。
- 能够对癫痫患者进行日常护理，包括药物管理、生活方式调整和监测病情。
- 具备与癫痫患者及其家属沟通的能力，提供必要的心理支持和教育。
- 能够记录和报告癫痫发作的情况，以及患者的反应和护理效果。

素质目标：

- 培养护理员的同理心和耐心，以及对癫痫患者的尊重和关怀。
- 提高护理员在紧急情况下的冷静判断和应变能力。
- 增强团队合作意识，与其他医疗人员协同工作，确保癫痫患者得到全面护理。
- 培养终身学习的精神，不断更新癫痫相关的知识和护理技能。
- 强化职业责任感和伦理道德，确保患者隐私和权益不受侵犯。

任务 7-1 癫痫发作的识别

任务导入

患者李某，男，72岁，有高血压病史，无癫痫史。某日在家中突然倒地，四肢抽搐，口吐白沫，持续约2分钟后自行缓解，因害怕再次发作，且不知道本次癫痫发作是否会对老人造成一些身体伤害，家人惊慌失措紧急求助养老护理员。

请你帮助李爷爷及家属识别癫痫，并进行健康指导。

任务分析

一、癫痫发作的定义

癫痫发作是指大脑神经元异常放电导致的短暂大脑功能障碍，这是一种慢性疾病，需要终身治疗。癫痫发作时，患者突然意识丧失、倒地、头后仰、双眼上翻、口吐白沫、面色青紫、咬牙或咬舌、有的伴有大小便失禁（见图 2-7-1），发作后对发病过程不能回忆，全身疼痛乏力。

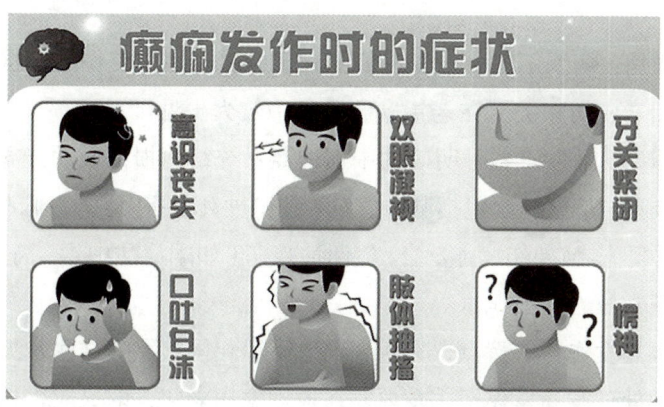

图 2-7-1 癫痫发作时的症状

二、癫痫发作的常见类型及临床表现

老年癫痫发作的分类可以从不同的角度进行划分,以下从发作形式和病因两个主要角度进行分类。

(一)按发作形式分类

1. 全面性发作

(1)失神发作:表现为短暂的(通常为5~10秒)意识丧失,伴有失神、目光呆滞等。

(2)肌阵挛发作:肌肉快速短促的收缩,类似触电样抖动。

(3)阵挛性发作:身体或四肢出现节律性的抽动。

(4)强直性发作:全身肌肉强烈持续的收缩,使身体固定于某种姿势。

(5)强直-阵挛发作:结合强直和阵挛两种症状,表现为全身抽搐并伴有意识障碍。

(6)无张力性发作:全身或部分肌肉张力突然丧失,导致摔倒或头部下垂等。

2. 部分性发作

(1)单纯部分性发作:身体某一局部发生不自主抽动或一侧肢体麻木感和针刺感,多发生在口角、舌、手指或足趾,无意识障碍,包括有运动症状、体感或特殊感觉症状、自主神经症状、精神症状等。

(2)复杂部分性发作:在单纯部分性发作的基础上伴有意识障碍,或仅有意识障碍和自动症(如咀嚼、吞咽、摸索、模仿动作或自言自语等)。

(二)按病因分类

(1)特发性癫痫:病因不明,未发现脑部有足以引起癫痫发作的结构性损伤或功能异常,可能与遗传因素密切相关。在老年癫痫患者中较为少见。

(2)继发性癫痫:继发于各种明确的中枢神经系统结构损伤或功能异常的疾病,是老年性癫痫的主要类型。常见病因包括脑血管病(如脑梗死、脑出血)、脑肿瘤(如脑膜瘤、脑转移瘤、脑胶质瘤)、脑外伤、脑萎缩、代谢性疾病(如酮症酸中毒、高血糖、尿毒症)、慢性乙醇中毒、正常压力性脑积水等。

这些类型的癫痫发作各有特点,临床表现也不尽相同。了解这些常见类型及其临床表现对于及时发现和处理癫痫发作至关重要。在护理癫痫老年人时,应密切观察老年人的发作症状,并采取适当的急救措施。同时,老年人应定期接受专业医生的评估和治疗,以确保病情得到有效控制。如果有任何疑问或不适，应及时就医。

三、老年人癫痫发作特点

（1）症状不典型。老年人癫痫发作时，可能不会出现典型的全面强直-阵挛发作，而更多表现为部分性发作，如局部肢体的抽搐或感觉异常。

（2）病因复杂。老年人癫痫发作的病因可能更加复杂，包括脑血管疾病、脑肿瘤、脑外伤、代谢性疾病等。

（3）并发症多。老年人癫痫发作时，可能伴随其他并发症，如高血压、冠心病、糖尿病等，增加了治疗的难度和风险。

四、老年人癫痫发作的先兆及其诱因

1. 老年人癫痫发作的先兆

（1）局部抽动：身体某一部位，如手、脚或面部出现不自主的抽动。

（2）意识障碍：发作前可能会出现短暂的意识模糊或感觉异常。

（3）视觉或听觉幻觉：看到或听到实际不存在的事物。

（4）情绪变化：突然的情绪波动，如恐惧、焦虑或欣快。

2. 老年人癫痫发作的诱因

（1）脑血管疾病：如脑出血、脑梗死等，这些疾病会导致脑部供血不足或血液循环异常，可能引发癫痫。

（2）脑肿瘤：良性或恶性脑肿瘤会增加脑部神经兴奋性，易导致癫痫发作。

（3）代谢性疾病：如低血糖、糖尿病、甲亢等，这些疾病会影响身体内部系统机能，对脑部神经系统功能造成影响。

（4）精神因素：强烈的情绪波动、精神压力大等都可能引发癫痫发作。

（5）药物性刺激：不按医嘱使用药物或药物副作用可能导致癫痫发作。

（6）气候和环境变化：突然的气候变化，如寒冷或炎热，可能使身体无法适应，从而引发癫痫。

（7）强光刺激：突然的强光闪烁或刺眼的光波可能导致大脑神经系统紊乱，增加癫痫发作的风险。

（8）强音刺激：长时间处于高噪声环境中，可能导致神经系统过度紧张，引发癫痫。

老年人癫痫的先兆和诱因多种多样，了解这些可以帮助提前预防和应对癫痫发作。建

议老年人及其家属保持警惕，注意观察癫痫发作的先兆和诱因，并尽量避免这些诱因。同时，老年人应定期进行体检，及时发现和治疗潜在的健康问题。如果老年人出现癫痫发作，应立即就医，以便得到及时有效的治疗。

五、癫痫老年人及其家属需要的社会心理支持

（1）在社会支持方面，需要家庭、学校和社会共同合作。家庭成员应了解癫痫的基本知识，并给予老年人足够的关爱和支持，帮助他们树立战胜疾病的信心。学校应为癫痫老人提供良好的学习环境，关注他们的学习和生活状况，消除误解和歧视，给予更多的关爱和尊重。社会应加强对癫痫的宣传和教育，提高公众的认识和理解，消除歧视和误解，为老年人创造一个公平、包容的社会环境。

（2）在心理支持方面，癫痫老人可能因疾病而感到自卑、孤独和抑郁，因此心理护理与支持十分关键。家属应关心老年人，多与他们沟通，帮助他们建立自信心。同时，鼓励老年人与同龄人互动，参加兴趣爱好活动，以提高生活质量和减轻心理负担。对于老年人来说，心理治疗和心理咨询有助于提高心理素质，帮助他们更好地应对疾病带来的负面情绪。

任务实施

实施环节	实施要求	注意事项
准备	物品准备：评估记录表、鞋套、笔、安全宣传手册等。	
	人员准备：着装规范整洁，具备良好的沟通能力，能够与老年人顺畅交流。	
	沟通：与老年人/家属做好沟通解释，约定上门评估时间。	
评估阶段	1. 收集病史：包括癫痫发作的频率、持续时间、发作前兆、诱因以及家族癫痫史等信息并记录。	
	2. 进行体格检查：包括神经系统检查，观察老年人意识状态、精神状态、反射等。	
	3. 结合老人情况，评估是否存在致癫痫发作的诱因，并记录。	
	4. 结合老人及家属情况，评估老人及家属的社会心理状况，并记录。	
	5. 结合居室安全布置要点，评估老年人日常生活环境，观察有无导致老人癫痫发作的危险因素，并记录。	
沟通讨论	1. 家庭支持沟通：与家庭成员沟通，为老年人提供情感支持，帮助缓解焦虑、紧张等情绪。	
	2. 病情解释与预后讨论：向老年人及家属讲解癫痫的相关知识及预防癫痫发作的措施，听取老年人的意见，制定护理方案。	
开展安全指导	提供日常生活中防止发作时受伤的预防措施和安全指导。	
整理	整理用物，向老人致谢，离开。	

任务习题

1. 单选题：下列是癫痫的类型为（ ）。
   A. 癫痫大发作　　　　　　B. 小发作
   C. 失张性发作　　　　　　D. 单纯部分性癫痫发作
   E. 复杂性癫痫发作

2. 多选题：癫痫发作的前兆可能包括（ ）。
   A. 局部抽动　　　　　　　B. 感觉异常
   C. 情绪变化　　　　　　　D. 视觉幻觉

3. 思考题：
如何为癫痫老年人及其家庭提供有效的社会和心理支持？

任务小结

任务名称	癫痫发作的识别及安全指导	姓名		学号	
学习目的	1. 了解癫痫的概念。 2. 熟悉癫痫发作的常见类型及临床表现。 3. 掌握癫痫发作的病因及诱因。 4. 能对老年人进行癫痫发作的健康指导，提供社会心理支持。				
学习内容					
癫痫的概念					
癫痫发作的常见类型及临床表现					
癫痫发作的病因及诱因					
老年人癫痫发作的特点					
老年人癫痫发作的健康指导要点					
老年人及家属的社会心理支持要点					

任务实践

任务名称	癫痫发作的识别及安全指导	姓名		学号	
实践时间		实践地点			
实践要求	结合任务实施流程,开展实践练习。对老年人进行癫痫发作的预防及安全指导。				
实践过程记录					
实践心得体会					
教师评价					

任务 7-2　老年人癫痫发作的应急救护

任务导入

李奶奶，82 岁，患高血压、糖尿病、轻度认知障碍，在家中休息时突然感到头晕，随后出现意识丧失，身体出现抽搐，持续约 3 分钟。家属发现后惊慌失措，立即求助护理员。

面对上述紧急情况，你应该采取怎样的急救措施？

任务分析

一、癫痫发作的应急救护原则

癫痫发作的应急救护原则要求我们在确保患者安全的前提下，迅速采取有效措施以减轻其症状，并及时寻求专业医疗救助以确保患者得到妥善救治。

二、癫痫发作的应急救护措施及流程

癫痫急救要点如图 2-7-2 所示。

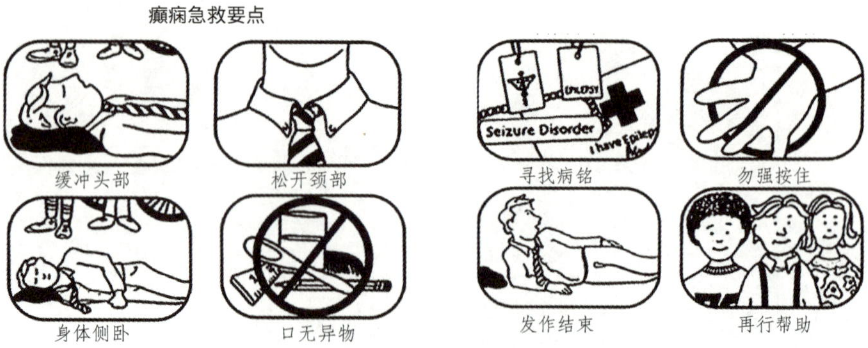
癫痫急救要点
Seizure Disorder
缓冲头部
松开颈部
寻找病铭
勿强按住
身体侧卧
口无异物
发作结束
再行帮助

图 2-7-2　癫痫急救要点

（一）确保患者安全

1. 保持冷静

救护者首先要保持冷静和镇定，不要惊慌失措。因为恐慌和混乱可能会对患者造成更大的心理压力，甚至可能加重其症状。

2. 确保周围环境安全

（1）清除危险物品。在癫痫发作的紧急情况下，应立即将患者周围的锐利、易燃和易碎物品清除，防止患者在抽搐过程中受伤。

（2）保护头部安全。由于癫痫发作时，患者的头部可能会受到伤害，因此应准备柔软的物品，如枕头或衣物，放在患者头下作为保护，避免硬物直接接触头部。

（3）确保无障碍通道。清理好周围环境后，需要确保患者周围有足够的空间供急救人员进行操作，同时保证空气流通，避免窒息情况的发生。

3. 保持呼吸道通畅

癫痫发作时，患者可能出现口腔分泌物增多的情况，这可能会导致呼吸困难，此时就需采取有效措施保持呼吸道通畅。

（1）调整患者姿势。应轻轻将患者的头部转向一侧，以便分泌物自然流出，防止其阻塞气道。同时，解开患者的衣领、腰带等束缚物，以保持呼吸道通畅。

（2）清除口腔异物。用软物或手指清除患者口腔内的分泌物、呕吐物或假牙等，保持呼吸道畅通。必要时进行气管插管或者气管切开，保持呼吸道通畅。

（二）防止意外伤害

（1）防止摔伤。在患者突然倒地时，应迅速扶住患者，避免其头部或身体摔伤。

（2）防止舌咬伤。在患者抽搐时，可将软物（如手帕等）卷成筒状，放在患者上下牙齿之间，防止舌咬伤。

（3）防止骨折。避免过度按压患者抽搐的肢体，以免造成骨折或关节脱位。

（三）记录癫痫发作情况

（1）发作时间。记录患者癫痫发作的开始时间和结束时间，以便医生了解发作持续时间和频率。

（2）发作表现。观察并记录患者发作时的症状，如抽搐、口吐白沫、意识丧失等，以便医生进行诊断和治疗。

（3）诱发因素。了解并记录患者癫痫发作前是否有诱发因素，如情绪激动、疲劳、饥饿等，以便预防再次发作。

（四）寻求医疗救助

（1）呼叫急救电话。在患者癫痫发作时，应立即拨打急救电话，寻求专业医疗救助。

（2）送医治疗。在等待急救人员到来的过程中，尽量保持患者安静，避免刺激，同时做好送医准备。

（3）配合医生治疗。到达医院后，向医生详细描述患者癫痫发作的情况和症状，配合医生进行诊断和治疗。

三、癫痫发作应急救护中的注意事项

（1）避免强行约束。癫痫发作时，切勿用力约束患者，以免造成身体伤害和病情加重。

（2）不要随意塞物入口。癫痫发作时，不能将任何物体塞进患者的口中，以防止误吸导致窒息。

（3）避免过度干预。在急救过程中，应避免过度干预患者的行为。例如，不要试图通过掐人中等方式来唤醒患者，因为这并不会缓解其癫痫状态，反而可能导致不必要的伤害。

四、预防癫痫再次发作的护理措施

1. 规律作息时间

（1）保持充足的睡眠。老年人应保证每天有足够的睡眠时间，避免过度疲劳和熬夜。

（2）定时作息。建立规律的作息时间表，按时起床、吃饭、活动和休息，有助于调节身体的生物钟。

（3）适度锻炼。适当进行散步、太极拳等轻度运动，有助于增强体质和提高免疫力。

2. 避免诱发因素

（1）避免情绪波动。老年人应保持情绪稳定，避免过度激动、紧张和焦虑等不良情绪的刺激。

（2）注意饮食卫生。避免食用不洁食物和饮用生水，减少胃肠道感染的风险。

（3）避免过度饮酒和吸烟。老年人应尽量避免饮酒和吸烟，以免诱发癫痫发作。

3. 定期检查身体状况

（1）血压监测。定期测量血压，及时发现和控制高血压，减少脑血管疾病的发生。

（2）血糖监测。定期检测血糖水平，预防糖尿病及其并发症的发生。

（3）脑电图检查。定期进行脑电图检查，了解脑部电活动情况，及时发现异常情况并采取措施。

任务实施

实施环节	实施要求	注意事项
准备	物品准备：评估记录表、鞋套、笔、安全宣传手册；急救设备：如开口器、急救箱等。	
	人员准备：着装规范整洁，具备良好的沟通能力，能够与老年人顺畅交流。	
	环境准备：周围环境安全，移除可能造成伤害的物体。	
评估老人身体状况	1. 快速判断患者是否处于癫痫发作状态，观察症状，如抽搐、意识丧失等。	
	2. 判断患者有无活动性假牙。	
保护老人安全	将老人平躺，头部偏向一侧，清理呼吸道，保持呼吸道通畅。不要强行控制患者身体，避免骨折或者脱臼。	
沟通讨论	与家属或者旁观者沟通，了解老人是否有癫痫病史，发作频率，以及是否有携带药物等信息。	
开展安全指导	指导旁观者如何提供帮助，如保持冷静，不要将物品随意塞入老人口中，不要试图控制老人的抽搐等。	
观察时间	记录发作开始的时间，如果发作超过 5 分钟或者连续发作应立即拨打急救电话。	
后续处理	发作结束后，帮助老人恢复舒适姿势，清除口腔分泌物，保持通风，观察老人意识恢复情况，如果没有恢复意识或有其他严重症状，应立即就医。	
记录与反馈	记录发作的详细情况，包括发作时间、持续时间、症状等，并向医生反馈以便调整治疗方案。	
整理	整理用物，离开。	

任务习题

1. 单选题：关于癫痫的应急处理，哪项是错误的？（　　　）

    A. 发作结束后应帮助患者坐起

    B. 应记录发作时间并告知医生

    C. 在发作时限制患者活动

    D. 保持患者周围环境安静和安全

2. 多选题：癫痫发作后，应做哪些后续处理？（　　　）

    A. 帮助患者恢复舒适姿势

    B. 清除口腔分泌物

    C. 让患者静坐

    D. 观察患者意识恢复情况

3. 思考题：

为什么在癫痫发作时不应该把物品塞入患者口中？

任务小结

任务名称	癫痫发作的应急救护	姓名		学号	
学习目的	1.了解癫痫发作的应急救护原则。 2.掌握癫痫发作的应急救护措施及流程。 3.能对癫痫发作的老人进行急救处置及后续处理				
学习内容					
癫痫发作的应急救护原则					
癫痫发作的应急救护措施及流程					
癫痫发作的应急救护中的注意事项					
预防癫痫再次发作的措施					

任务实践

任务名称	癫痫发作的应急救护	姓名		学号	
实践时间			实践地点		
实践要求	结合任务实施流程,开展实践练习。对癫痫发作的老人进行急救处置,并做好癫痫后续处理。					
实践过程记录						
实践心得体会						
教师评价						

任务拓展

1. 拓展案例

一天下午,护理员小张在养老院内进行日常巡视。突然,她听到一间房间内传来异响,推门一看,发现 78 岁的李奶奶倒在地上,全身抽搐,口吐白沫,身旁散落着刚刚使用的茶具。小张立刻意识到李奶奶可能是癫痫发作,于是迅速启动了应急预案。

小张首先确保现场环境安全,将周围的危险物品移开,避免对李奶奶造成二次伤害,她使用软物垫住李奶奶的头部,并将李奶奶的身体翻转至一侧卧位,防止误吸和舌后坠,小张开始计时,记录发作持续时间,并观察李奶奶的症状,以便向医生汇报,同时,她使用养老院内部的呼叫系统,迅速联系院内医疗人员和李奶奶的家属,在等待医疗人员到来的过程中,小张一直陪在李奶奶身边,进行心理安抚,缓解其恐慌情绪。

2. 任务要求

认真阅读案例,积极思考并以小组为单位开展以下任务:
(1)分组讨论在癫痫救护过程中可能遇到的各种情况,如何更有效地保护患者。
(2)开展关于老年应急救护知识竞赛。

任务 8　支气管哮喘

任务目标

知识目标：

- 了解支气管哮喘的概念。
- 熟悉支气管哮喘的诱发因素。
- 掌握支气管哮喘的急症特点。
- 掌握支气管哮喘的日常防护。
- 掌握支气管哮喘应急救护原则及注意事项。

能力目标：

- 能正确识别支气管哮喘的急性症状。
- 能对支气管哮喘急性发作的老年人采取正确的应对措施开展应急救护。
- 能对老年人开展预防支气管哮喘急性发作的生活指导教育

素质目标：

- 急救工作中具备细致、严谨的工作态度。
- 急救工作中具备牢固的安全意识。
- 为老年人提供应急救护时，具备人文关怀的职业素养。

任务 8-1　支气管哮喘的识别

任务导入

近日,成都市温江区天府街道社区卫生服务中心门前一名女性因喘息非常严重,无法自行缓解及行走。在这紧要关头,该中心医护人员迅速行动,展开了一场与时间赛跑的紧急抢救。门诊主任苏惠、质控办主任刘晋川以及医生严晓慧等闻讯后立即赶到现场。他们迅速询问病史、进行查体,并判断出女孩正处于哮喘急性发作的危险状态。女孩的呼吸频率高达 40~58 次/分,双手不自主运动,三凹征阳性,哮鸣音明显,氧饱和度持续下降,这是典型的哮喘急性发作症状。

面对如此危急的情况,医护人员没有丝毫懈怠。他们迅速开通绿色通道,对患者进行先救治后付费的紧急处理。女孩被迅速送入抢救室,接入心电监护、开通静脉通路、进行吸氧治疗等。经过一番紧张的抢救,女孩的症状逐渐缓解,喘息明显减轻,呼吸逐渐顺畅。

(案例来源:学习强国"家庭与生活报" 2024-5-7)

面对此类紧急情况,你如何判断该病人的病情。

任务分析

一、支气管哮喘的概念

支气管哮喘简称哮喘,是一种气道的慢性炎症性疾病,支气管哮喘患者气道通常存在气道炎症、气道高反应性,主要表现为反复出现的喘息、气急、胸闷、咳嗽等症状,常在夜间和(或)清晨发作、加剧,也有部分患者在接触过敏原或者烟雾后出现,多数患者可自行缓解或经治疗后缓解。

二、支气管哮喘的发病诱因

诱发支气管哮喘的常见原因如下。

1. 遗传因素

哮喘与多基因遗传有关。

2. 环境因素

环境因素主要包括变应原性和非变应原性因素。其中,吸入性变应原是哮喘最重要的激发因素,而其他一些非变应原性因素也可以促进哮喘的发生。

(1)变应原性因素。包括尘螨、花粉和草粉、宠物毛发、油漆、鱼虾蟹蛋奶类食物、呼吸道病毒、药物(如抗生素)、水杨酸等均可能引起哮喘发作(见图2-8-1)。

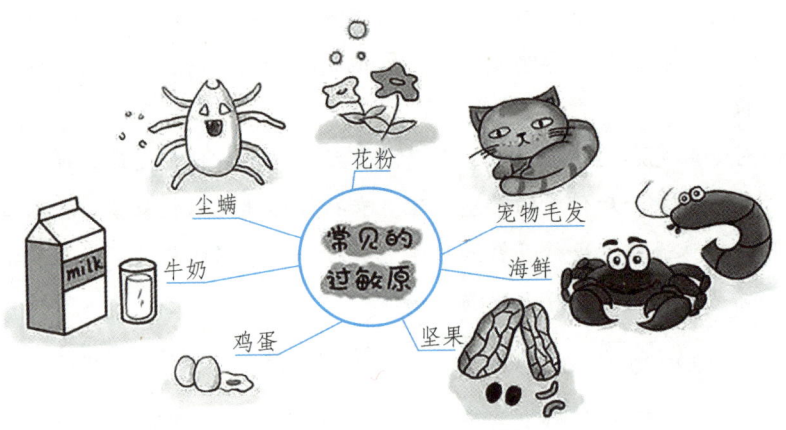

图2-8-1 支气管哮喘的常见变应原性因素

(2)非变应原性因素。日常生活中诱发哮喘的常见空气污染,如煤气、油烟、杀虫喷雾剂及蚊香等,其次冬春季节或气候多变、吸烟、感染、运动、精神和心理因素可诱导部分哮喘的发生和加重。

三、支气管哮喘的急症特点

支气管哮喘急性发作时的典型症状包括:

(1)呼吸困难。常紧随先兆症状后出现胸闷、胸部紧迫甚至窒息感,胸部似被重石所压,10~15分钟后发生以呼气困难为主的呼吸困难,并带有哮鸣音。病人被迫端坐,不能平卧，头向前俯，两肩耸起，两手撑膝，用力喘气。发作可持续几十分钟到数小时，自行或治疗后缓解。

（2）咳嗽、咳痰。由于先兆期因支气管黏膜过敏而引起咳嗽。一般为干性无痰咳嗽，程度不等。至发作期咳嗽减轻，以喘息为主。待发作接近尾声时，支气管痉挛及黏膜水肿减轻，大量分泌物得以排出，而咳嗽、咯痰症状加重，咳出较多稀薄痰液或黏液性痰栓。若合并感染时，可咯出脓性痰。少数病人可以咳嗽为唯一的表现。

（3）其他。支气管哮喘发作较严重、时间较久者，可有胸痛。部分病人也可有呕吐甚至大小便失禁。当呈重度持续发作时，有头痛、头昏、焦虑和病态行为，以及神志模糊、嗜睡和昏迷等精神神经症状。若合并感染，则可有发热。发作过后多有疲乏、无力等全身症状。

四、支气管哮喘的日常防护

（1）远离过敏原。远离过敏原，不种植开花植物、不饲养宠物，定期清洗床单、被罩、窗帘等家居用品。

（2）佩戴口罩。尽量少去人群聚集的地方，外出最好佩戴口罩做好防护，减少与过敏原的接触。

（3）注意保暖。呼吸道感染、冷空气刺激等因素容易诱发哮喘发作，患者要多注意天气变化，做好保暖，预防感冒。

（4）禁烟禁酒。禁烟、禁酒，减少与烟雾和刺激性气体的接触。同时，慎用或禁用某些可能诱发哮喘发作的药物。

（5）合理饮食。日常饮食要清淡，多吃蔬菜、水果，少吃生冷、刺激性食物。

（6）室内通风。远离空气污染严重的地区，保持室内空气新鲜，定期通风换气，清扫室内灰尘。

（7）保持良好心态。强烈的情绪变化易诱发哮喘，患者要学会自我调节，避免过度紧张、兴奋、激动等情绪，保持平稳的心态。

（8）适当锻炼。运动可以增强体质、锻炼心肺，但哮喘患者运动要适量，以免因剧烈运动引发呼吸系统的不适。

（9）随身携带药物。哮喘患者要随身携带常备药物，以便哮喘发作时能及时使用。

（10）定期就医。

任务实施

实施环节	实施要求	注意事项
支气管哮喘的概念	说出支气管哮喘的概念。	
支气管哮喘的诱因	说出常见的引起疾病发生的诱因。	
支气管哮喘的急症特点	分别描述疾病发生时可能出现的症状特点。	
支气管哮喘的日常防护	能为高危人群提供合理的预防措施。	

知识链接

世界哮喘病日

世界哮喘日是全球性的活动，由世界卫生组织（WHO）1993年创立的合作组织"全球哮喘防治创议"（GINA）主办。该项活动在每年5月第一周的周二举办，旨在提升全球对哮喘的认知与理解。2024年的主题是"强化哮喘教育"。GINA强调，为哮喘患者提供适当的教育至关重要，这不仅有助于他们更好地管理自己的疾病，还能帮助他们明确何时需要寻求医疗帮助。同时，应强化医务人员的哮喘防治教育，以期为患者提供更为可靠的信息和最佳治疗方案，实现更高水平的临床缓解，降低哮喘患者住院率及死亡率。哮喘作为一种常见的慢性非传染性疾病，影响着全球2.6亿~3.5亿人，每年导致45万余人死亡。其中，大多数死亡实际上是可以预防的。

哮喘教育普及面临的主要问题包括疾病诊断不足或不准确，以及抗炎吸入激素使用不足或装置使用不正确。此外，哮喘患者对短效支气管舒张剂（β2受体激动剂吸入剂，SABA）的过度使用与依赖，以及对重度哮喘的认识不足，都是当前哮喘教育要解决的问题。尽管目前已经有了高效控制哮喘的治疗方法，但仍需加大对哮喘的管理，实现"不让任何人掉队"的疾病管理目标。

任务习题

1. 多选题：下列可能诱发支气管哮喘的有（　　）。
    A. 尘螨、花粉、宠物毛发
    B. 牛奶、海鲜类食物
    C. 情绪激动
    D. 呼吸道感染、冷空气刺激

2. 多选题：下列表现属于支气管哮喘急性发作时的症状体征的是（　　）。
    A. 头晕、乏力、面色苍白、黑蒙
    B. 喘息、气急、胸闷、咳嗽
    C. 三凹征阳性，哮鸣音明显
    D. 头痛、头昏、焦虑

3. 思考题：

老年人日常生活中造成支气管哮喘的原因有哪些？如何避免老年人支气管哮喘的急性发作？

任务小结

任务名称	支气管哮喘的识别	姓名		学号	
学习目的		1. 了解支气管哮喘的概念。 2. 熟悉支气管哮喘的诱发因素。 3. 掌握支气管哮喘的急症特点。 3. 掌握支气管哮喘的日常防护。				
	学习内容				
支气管哮喘的概念					
支气管哮喘的诱发因素					
支气管哮喘的急症特点					
支气管哮喘的日常防护					

任务实践

任务名称	支气管哮喘的识别	姓名		学号	
实践时间		实践地点			
实践要求	结合任务实施流程，以小组为单位开展实践练习。模拟演练对支气管哮喘的病人进行症状识别。				
实践过程记录					
实践心得体会					
教师评价					

任务 8-2　老年人支气管哮喘发作时的应急救护

任务导入

2024年1月24日，相城公安分局望亭派出所两名辅警巡逻至问渡路公交首末站附近，听见群众求助，得知一八旬老人在公交站台突发哮喘、站不起来。辅警队员立即赶往现场了解情况，只见老人脸色惨白、大口喘气，手还不停地指着自己的衣服口袋，嘴里微弱地喊着"药"。辅警队员当即明白的老人的意思，在其衣服口袋中找到了哮喘药，并为其提供矿泉水服下。待老人情况逐渐稳定，将其搀扶至候车厅坐下，直到其身体状况完全恢复，两名辅警才放心离开。据悉，老人今年八十，当天下午正准备坐车回家，突发哮喘，喘不过气来，也没有力气拿药出来吃，情况紧急，幸好周边群众及巡逻的辅警发现，病情得到及时救治。目前老人已经得到妥善救治，病情稳定。

（案例来源："相城公安微警务"2024-1-24）

面对该紧急情况，你应该采取怎样的急救措施。

任务分析

一、支气管哮喘的应急救护措施

1. 迅速脱离过敏原

很多哮喘发作是因为接触到过敏原，迅速摆脱过敏原，如开窗通风、离开过敏的场所，是哮喘急救的重要环节。有些患者脱离过敏原后，哮喘可以自行缓解。

2. 调整呼吸

协助患者取坐位或半坐卧位，双下肢下垂，嘱患者控制呼吸频率，深呼吸加吐气，通过用鼻吸口呼的方式缓解气喘程度，缓解紧张情绪；若有家属在患者身旁，可帮助患者解开衣服裤子的纽扣、松开皮带，以免胸腔受到挤压妨碍呼吸。

3. 急救药物

支气管哮喘发作立刻吸入急救药沙丁胺醇气雾剂 1~2 吸，若无明显缓解，每隔 20 分钟可以再吸 1~2 吸，直至症状缓解；若平时使用信必可（福莫特罗/布地奈德），应注意每日总量限制，酌情同时增加二者原有的剂量；密切观察患者喘憋情况是否能够缓解，如果给予 3 次药物后仍不能缓解，要及时到医院急诊治疗。

4. 吸氧

中-重度的哮喘发作时，由于呼吸道阻塞，造成机体明显缺氧，必须及时给予吸氧。

5. 其他

注意患者保暖，保持环境安静，耐心安慰患者，以减轻患者的心理压力，鼓励其配合治疗。

二、应急救护的注意事项

（1）现场急救过程中应当密切关注患者的情况，当出现呼吸、心跳停止时，应该立即进行心肺复苏，并立即拨打急救电话 120。

（2）不可背送哮喘发作患者，因为背送可能导致患者呼吸困难加剧，甚至死亡。

（3）注意鉴别心源性哮喘，心源性哮喘患者可出现喘息样呼吸困难，心源性哮喘常在夜间发作，可伴有咳粉红色泡沫样痰，坐起后喘息缓解，心源性哮喘更为危险，除了一般的急救处理外应该及时就医。

任务实施

实施环节	实施要求	注意事项
评估病人状况 迅速脱离过敏原	评估病人的状况，若现场有过敏原迅速帮助患者摆脱过敏原，如开窗通风、离开过敏的场所。	
协助调整呼吸	立即解开病人的衣领和腰带，协助患者取坐位或半坐卧位，双下肢下垂，嘱患者控制呼吸频率。	
服用急救药物	若患者自身携带药物，可协助患者正确服用。	
吸氧	有条件时予以吸氧。	
保持空气通畅	保持周围环境安静、通风，同时注意保暖，避免着凉。	
调节患者情绪	注意患者保暖，保持环境安静，耐心安慰患者，以减轻患者的心理压力，鼓励其配合治疗。	

知识链接

沙丁胺醇吸入气雾剂怎么用

作为抗击哮喘急性发作的"先锋"，沙丁胺醇吸入气雾剂的正确使用尤为重要，掌握六步法轻松使用药物（见图2-8-2）。

1. 第一步：摇匀、开盖

拿着沙丁胺醇吸入气雾剂，上下用力摇匀，确保其内物质被充分混合，拔掉吸嘴的盖。

2. 第二步：呼气

轻轻地呼气，直到不再有空气能从肺内呼出。

3. 第三步：吸入

立即将吸嘴放入口内，并合上嘴唇含着吸嘴。在开始通过口深深地、缓慢地吸气后，马上按下推动钮将药物释放出，并继续吸气。

4. 第四步：屏息

将吸嘴撤出，屏息 10 秒或在没有不适的感觉下尽量屏息久些，然后再缓慢地呼气。

5. 第五步：间隔

若需要多吸一次，应等待至少 1 分钟再重做第二、三、四步。

6. 第六步：擦拭、漱口

药物吸入完毕后，用干纸巾擦拭吸嘴，将盖子套回吸嘴上，然后充分漱口 3 次，并将漱口水吐出。

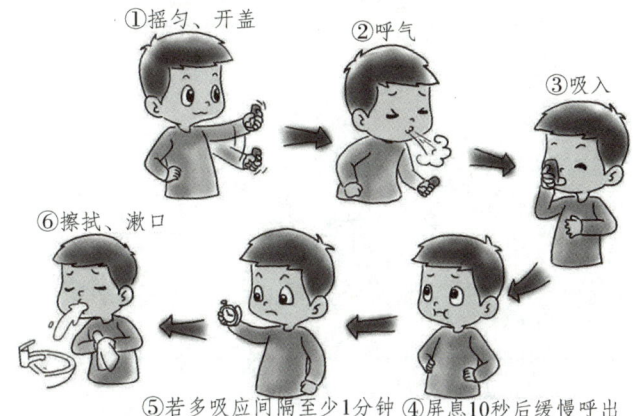

图 2-8-2　沙丁胺醇吸入气雾剂的使用方法

任务习题

1. 单选题：支气管哮喘急性发作的急救过程中最重要的环节是（　　　）。
   A. 保持空气流通
   B. 迅速脱离过敏原
   C. 协助调整呼吸
   D. 调节患者情绪

2. 多选题：下列关于支气管哮喘的急救处理方式说法正确的（　　　）。
   A. 若现场有过敏原迅速帮助患者摆脱过敏原，如开窗通风、离开过敏的场所
   B. 立即解开病人的衣领和腰带，协助患者取坐位或半坐卧位
   C. 应积极调整患者的情绪以减轻患者的心理压力
   D. 现场急救过程中应当密切关注患者的情况，当出现呼吸、心跳停止时，应该立即进行心肺复苏

任务小结

任务名称	支气管哮喘的应急救护	姓名		学号	
学习目的	1. 掌握支气管哮喘的应急救护措施。 2. 能对支气管哮喘急性发作的老年人开展应急救护。 3. 为老年人提供应急救护时，具备人文关怀的职业素养。					
学习内容					
支气管哮喘的现场评估						
支气管哮喘的应急急救措施						
支气管哮喘的急救注意事项						

任务实践

任务名称	支气管哮喘的应急救护	姓名		学号	
实践时间		实践地点			
实践要求	结合任务实施流程，以小组为单位开展实践练习。模拟演练对支气管哮喘急性发作的老年病人实施应急救护。				
实践过程记录					
实践心得体会					
教师评价					

任务拓展

1. 拓展案例

推进医养结合是优化老年健康和养老服务供给的重要举措,是积极应对人口老龄化、增强老年人获得感和满意度的重要途径。近年来,医养结合政策不断完善,取得积极进展。

初夏的上午,气温宜人,安徽省淮南市日红养老中心的大部分老人都聚在一楼活动中心,二楼的起居室格外安静。77岁的王桂兰老人输液后正倚在床头休息。王桂兰患有类风湿性关节炎、哮喘性支气管炎、胆囊炎,由于免疫力较差,经常生病,时不时就需要通过输液来消炎、平喘。"听说这家养老院对面就是医院,可以医养结合,就立刻住进来了。"王桂兰告诉记者,这里面许多老人都是像她一样,奔着"医养结合"来的。"我们都在外面上班,母亲身体不太好,不放心她一个人在家里。她住进这里,生病可以就近治疗,也有人陪护。有事,养老中心会及时通知我们,我们非常放心。"王桂兰女儿钟传书告诉记者。

老年人慢性病多,失能半失能老人对慢病管理、康复理疗等服务需求迫切,如何为他们提供更优质的晚年照护?"因为看好养老产业的前景和医养结合对于提升养老质量的重要性,我先投资了惠平医院之后,又建设运营了这家养老机构。"日红养老中心院长苏惠告诉记者,日红养老中心去年6月正式运营,提供80张床位,目前入住34位老人,平均年龄80岁。在养老中心运营之前,一路之隔的惠平医院已先于2022年10月开业。医院配备有医护人员29人,以中医为特色,提供慢性病诊疗、康复、推拿、保健、养生等服务。同时兼开内科、外科、儿科等西医科室。住进养老机构,老人医疗报销是否方便,这是很多家庭非常关注的问题。新出台的《淮南市推进医养结合试点实施方案》,将符合条件的养老机构内设医疗卫生机构纳入医保定点管理。参加医保的老年人,入住护理型养老服务机构发生的符合规定的医疗费用,分别按照相关规定报销结算。在淮南市的走访中,记者看到,不少乡镇卫生院、村卫生室与敬老院、养老服务站、老年助餐点等毗邻而建,实现"就近设置,资源共享"。据了解,淮南全市168家养老机构均与医疗机构签订转诊协议,医疗机构在服务资源、合作机制等方面给予养老机构充分保障。

"不管老人选择居家养老还是机构养老,都能享受方便就近的医疗服务。"淮南市民政局养老科科长梅松宝介绍,淮南市计划于今年至少打造两家示范性养老机构内设医疗机构试点,两家示范性医疗机构开展养老服务试点,实现医养"零距离",让老年人踏实养老。

2. 任务要求

认真阅读案例,积极思考并以小组为单位开展以下任务:

查阅收集资料,思考并讨论当前如何做好老年人的慢病管理、康复理疗及更优质的老年照护。

模块三

老年人突发意外的应急救护

模块描述

随着社会老龄化的进程，老年人健康问题的发生率不断上升。近年来，有学者引入"老年综合征"一词来描述老年人由于年老体衰、智能和感官以及运动功能障碍等引发的一系列突发意外。积极实施老年人突发意外的应急救护，可有效预防老年人健康问题的发生，提高老年人的生命质量，降低医疗成本。

学习目标

了解：
- ◇ 跌倒与坠床的概念。
- ◇ 跌倒与坠床的原因。
- ◇ 跌倒的状况。

熟悉：
- ◇ 老年人居室设计的基本原则。
- ◇ 老年人居室设计的注意事项。
- ◇ 养老机构安全防护基本规范。

掌握：
- ◇ 老年人跌倒的应急救护措施。
- ◇ 老年人跌倒的紧急处理方法。
- ◇ 预防老年人跌倒的指导内容。

任务 1　跌倒与坠床的预防与判断

任务目标

知识目标：

- 了解养老机构安全防护基本规范。
- 了解老年人居室设计基本原则。
- 熟悉老年人居室设计的注意事项。
- 掌握老年人坠床跌倒的概念。
- 掌握老年人坠床跌倒的防范方法。

能力目标：

- 能评估老年人居室安全风险并协助老年人开展提升居室安全的布置、改造。
- 能对老年人开展居家安全生活指导教育。
- 能细致观察老年人居室生活中的不安全因素，帮助其排除隐患。
- 能对居家老人出现坠床跌倒采取正确的预防措施开展应急救护。

素质目标：

- 与老年人交流沟通时，具备良好的协调沟通能力。
- 评估工作中具备细致、严谨的工作态度。
- 培养学生就地抢救，不怕苦不怕累、无所畏惧、甘于奉献的精神。
- 具体操作中*-规范操作的准确性和有效性，发扬团队协作的精神。

任务 1-1　老年人的安全防护基本规范

任务导入

> 79 岁高龄的李奶奶是一位独居老人，患有基础疾病，眼睛也不大好，日常的生活起居依靠每天上门 2 小时的民政托底家政阿姨，虽然居委会也经常上门查看关心，不过其余时间她独居在家仍然具有潜在的风险，万一发生意外跌倒、可燃气体泄漏、电线老化短路引发火灾等情况，后果不堪设想。
>
> （案例来源：学习强国"虹口融媒号"2023-04-01）

居家养老是我国大多数老年人选择的养老方式，那就意味着老年人主要的生活场所是家庭。家庭环境的舒适与安全是保证老年人生活质量的重要因素，因此保证老年人居家环境的安全，让他们感受到便利和舒适是居家环境建设的重要内容。

请你帮助李奶奶对其居室安全进行评估并提出居室布置改造建议并向李奶奶进行预防跌倒的安全指导。

任务分析

一、老年人居室设计基本原则

（1）方便老年人与家人或者养老护理师交流。
（2）光线设计要自然明亮，整体照明应均匀全面，不留死角。
（3）厨房设计要安全明亮，使用操作简单化。
（4）卫生间设计重在安全、采光佳和通风好。
（5）无障碍设计要考虑方便老年人活动和助行器、轮椅的使用。

二、老年人居室设计的注意事项

1. 居住地面注意防滑

为老年人装修卧室，应采用硬木地板或有弹性的塑胶地板；公共场所使用反光度低、花色素净、易于清洁的防滑地砖。

2. 加强隔声，避免嘈杂

老年人一般体质较差或患有某些老年性疾病，其共同特点是好静。所以老年人的居家设计最基本的要求是门窗、墙壁的隔声效果要好，不要让老年人受到外界噪声的影响。

3. 居室光线要明亮

要让老年人能看清楚家具和物品，同时也应当注意不要让表面光滑的物品受到一定角度的光线照射而产生眩光，避免刺眼、眩晕等不适。

4. 家具要灵活，便于移动

为老年人准备的家具能随季节而变换位置，可以方便老年人冬季取暖保暖，夏季散热通风。

5. 床的两侧都可以上下

老年人的睡床最好左右均不靠墙，这样既方便老年人上下床，也方便养老护理师照顾老年人和整理床铺。床的两侧要设置床挡，避免行动不方便或躁动不安的老年人坠床（见图3-1-1）。

6. 常用物品方便使用

在老年人经常活动的区域，适当设置储物柜，并根据老年人的习惯摆放常用物品，如书报、零食、水果、水杯、电视遥控器等，以方便老年人取用。

7. 床边设置移动餐桌

床边设置可以灵活移动的餐桌，便于行动不方便的老年人在床边就餐。

8. 床头附近设置插座

在老年人的床头设置电器插座，以便必要时增强照明或使用医疗设备进行身体检查和医疗抢救（见图3-1-2）。

9. 床周围设置呼叫器

呼叫器设在老年人手能触及的地方,以方便老年人求助时呼叫。

10. 厨房要便于操作

厨房台面要便于操作及放置必备物品。物品分类储藏,便于老年人操作时随手取用(见图 3-1-3)。

11. 卫生间设浴凳和扶手

浴凳方便老年人采用淋浴的方式坐着沐浴。坐便器旁边设置水平和竖直的扶手,便于老年人撑扶(见图 3-1-4)。

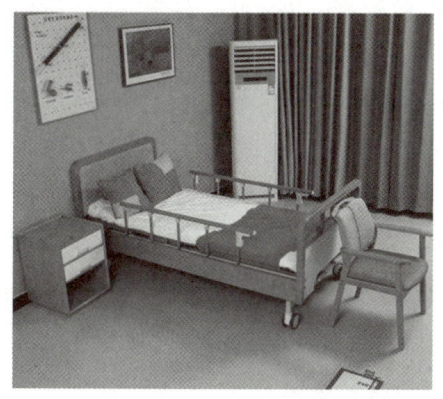

图 3-1-1　床的摆放

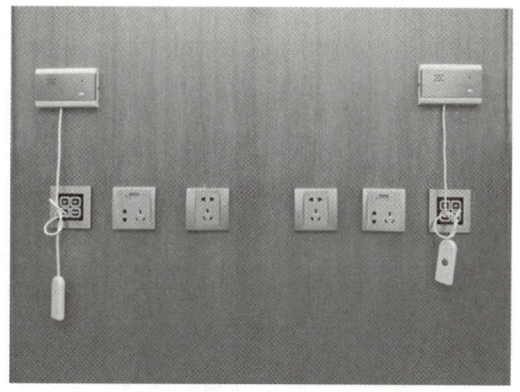

图 3-1-2　床头设置

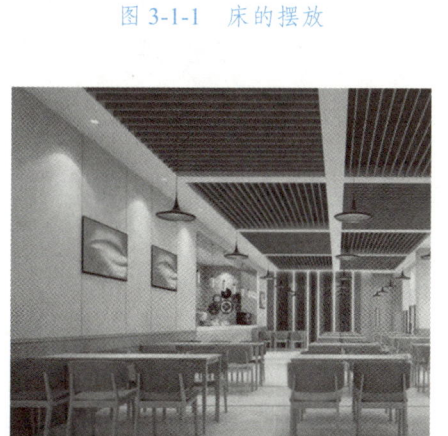

图 3-1-3　厨房餐厅设置

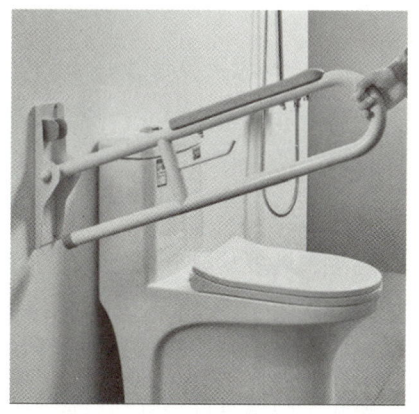

图 3-1-4　卫生间设置

12. 公共区域设扶手和休息座椅

为了方便老年人在走廊活动,公共区域的两侧要设置扶手。扶手高度以 80~90 厘米为宜。同时,每隔 20~30 米设置休息座椅供老年人休息使用。

三、老年人日常居家预防坠床跌倒指导要点

(1)合理运动。指导老年人坚持参加适宜的、规律的体育锻炼,以增强其肌肉力量、柔韧性、协调性、平衡能力、步态稳定性和灵活性,从而减少跌倒的发生。适合老年人的运动包括太极拳、散步、慢跑、游泳、平衡操等。

(2)合理用药。指导老年人按医嘱正确服药,不要随意加药或减药,更要避免自行同时服用多种药物,并且尽可能减少用药的剂量,了解药物的副作用,注意用药后的反应。用药后动作宜缓慢,以防跌倒

(3)选择适当的辅助工具。指导老年人使用长度合适、顶部面积较大的拐杖,并将拐杖、助行器及经常使用的物件等放在老年人触手可及的位置(见图 3-1-5);如有视觉、听觉及其他感知障碍的老年人应佩戴视力补偿设施、助听器及其他补偿设施。

(4)创造安全的环境:

① 保持室内明亮,通风良好,保持地面干燥、平坦、整洁;将经常使用的东西放在伸手容易拿到的位置,尽量不要登高取物;保持家具边缘的钝性,防止对老年人产生伤害;对道路、厕所、灯等予以明确标志,并将其具体方位告知老年人。

② 衣着舒适、合身,避免过于紧身或过于宽松的服饰,避免行走时绊倒;鞋子要合适,尽量避免穿拖鞋、鞋底过于柔软的鞋、过大的鞋、高跟鞋以及易滑倒的鞋(见图 3-1-6)。

(5)调整生活方式,指导老年人及家属在日常生活中应注意:

① 避免走过陡的楼梯或台阶,上下楼梯、如厕时尽可能使用扶手。

② 转身、转头时动作一定要慢。

③ 走路保持步态平稳,尽量慢走,避免携带沉重物品。

④ 避免去人多及湿滑的地方。

⑤ 乘坐交通工具时,应等车辆停稳后再上下车。

⑥ 起身、下床时宜放慢速度。

⑦ 避免睡前饮水过多导致夜间多次起床如厕,晚上床旁尽量放置小便器。

⑧ 避免在他人看不到的地方独自活动。

(6)保证良好的睡眠质量。夜间睡眠差可导致思维和判断力下降,易发生跌倒。老年

人御寒能力差,夜间经常紧闭门窗,使室内空气不流通,加之白天活动少或白天睡眠时间过长,导致夜间入睡困难或易醒。故寒冷季节老人跌倒发生率较高。应指导老人适当增加白天的活动,晚上保持室内空气新鲜。

(7)防治骨质疏松,减轻跌倒后损伤:指导老年人加强膳食营养,保持饮食均衡,适当补充维生素 D 和钙剂;绝经期老年女性必要时应进行激素替代治疗,增强骨骼强度,降低跌倒后的损伤严重程度。

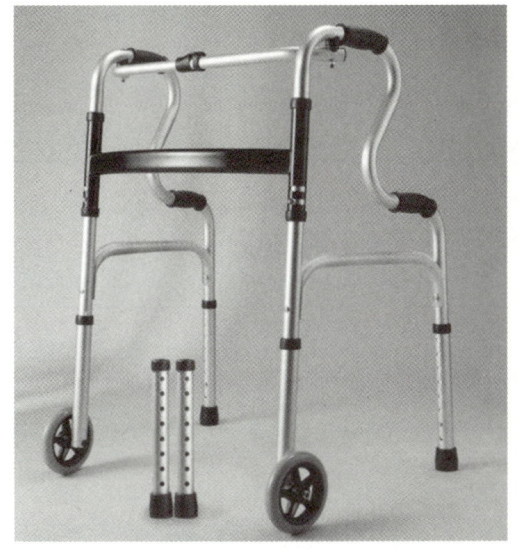

图 3-1-5 助行器的选择

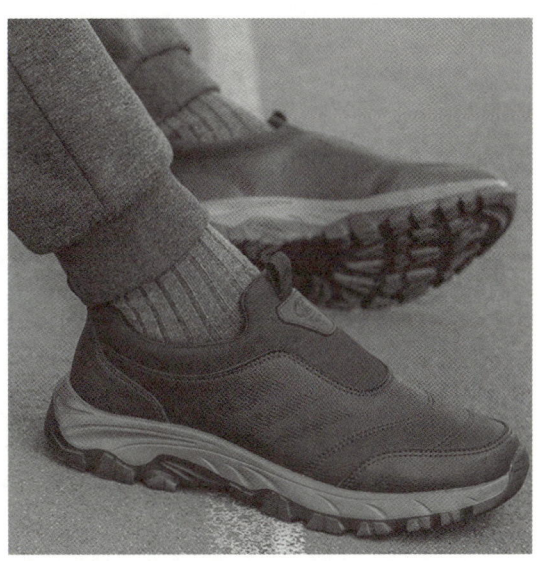

图 3-1-6 老人防滑鞋具

任务实施

实施环节	实施要求	注意事项
准备	物品准备：评估记录表、鞋套、笔、安全宣传手册等。	
	人员准备：着装规范整洁，具备良好的沟通能力，能够与老年人顺畅交流。	
	沟通：与老年人/家属做好沟通解释，约定上门评估时间。	
评估居室环境	1. 结合居室安全布置要点，评估老年人居室通过性情况，并记录。	
	2. 结合居室安全布置要点，评估老年人居室易导致跌倒摔伤的风险情况，并记录。	
	3. 结合居室安全布置要点，评估老年人居室安全扶手、防滑垫装置情况，并记录。	
	4. 结合居室安全布置要点，评估老年人居室灯光照明情况，并记录。	
	5. 结合居室安全布置要点，评估老年人居室家具使用安全情况，并记录。	
沟通讨论	与老年人沟通，结合评估记录，为老年人提出居室防坠床跌倒的改造建议，听取老年人的意见，讨论居室改造布置方案。	
居室布置	协助老年人对当前的居室环境进行布置或改造，提升其居家安全性。	
开展安全指导	结合老年人日常居家安全生活指导要点内容，对老年人预防跌倒进行安全指导，提高老年人的安全意识。	
整理	整理用物，向老人致谢，离开。	

任务习题

1. 单选题：老年人居室内，下列哪类不是必需品。（　　　）

    A. 床挡　　　　　　　　　　B. 助行器

    C. 床旁呼叫器　　　　　　　D. 玻璃摆件

2. 多选题：下列关于老年人卧室环境布置能够有效防滑说法正确的有（　　　）。

    A. 老年人的卫生间、浴室内应设置防滑垫

    B. 老年人卧室的光线应温馨昏黄，有利于快速入睡

    C. 老年人的床头和卫生间应设置紧急呼叫报警按钮

    D. 应设置床挡、床的放置应便于老人上下床

3. 思考题：

老年人居室中预防跌倒的要点有哪些？

任务小结

任务名称	协助老年人进行居室布置和预防跌倒安全指导	姓名		学号	
学习目的	1. 了解老年人对居室环境安全的需求。 2. 熟悉老年人日常居家安全生活指导要点。 3. 掌握老年人居室安全的布置要点。 4. 能评估老年人居室安全风险并协助居家老年人进行提升居室安全性的简单布置。 5. 能对老年人开展居家安全生活指导。				
学习内容					
老年人居室设计基本原则					
老年人居室设计的注意事项					
老年人居家预防坠床跌倒指导要点					

任务实践

任务名称	协助老年人进行居室安全布置和预防坠床跌倒安全指导	姓名		学号	
实践时间		实践地点			
实践要求	结合任务实施流程，开展实践练习。对自己的住所进行居室安全评估并提出防止坠床跌倒的布置改造建议。				
实践过程记录					
实践心得体会					
教师评价					

任务 1-2　老年人发生跌倒或坠床的应急救护

任务导入

江苏 90 岁高龄老人周某，患有阿尔茨海默病等多种疾病，被子女送去某护理院养老，期间从病床坠落，经抢救无效死亡。周某的子女认为护理院照料不当，遂诉至法院，要求赔偿 379 万元。近日，江苏省昆山市人民法院经审理查明，周某经护理院评定为一级护理，应进行严密照看。但周某不慎坠床，护理人员却不在病房内，属于看护不周。且事故发生后护理院未将老人及时送医，存在护理失职行为。最终判定护理院承担 30% 的赔偿费，共赔偿 11.38 万元。

（案例来源：九旬老人护理院内坠床，院方担责吗？法院这样判——中国普法微信公众号 2022-09-28）。

面对上述紧急情况，你应该采取怎样的急救措施？

任务分析

一、跌倒的概念

跌倒是一种不能自我控制的意外事件，指个体突发的、不自主的、非故意的体位改变，脚底以外的部位停留在地上。跌倒分为两类：一类是从一个平面至另一个平面的跌落；另一类是同一平面的跌倒。

二、跌倒后的身体状况

老年人跌倒后容易并发多种损伤，如软组织挫伤、骨折等，故需要检查着地部位、受伤部位，并对老人做进一步救护和治疗。

三、坠床跌倒的原因

1. 环境因素

如昏暗的灯光、湿滑、不平坦的地面、障得物、不合适的家具高度和摆放位置、楼梯台阶、卫生间没有扶栏、把手等都可能增加跌倒的危险。

2. 生理因素

（1）中枢神经系统。老年人智力、肌力、肌张力、感觉、反应能力、反应时间、平衡能力、步态及协同运动能力降低，使跌倒的危险性增加。

（2）感觉系统。老年人的视力、视觉分辨率、视觉的空间/深度觉及视敏度下降；老年性传导性听力损失、老年性耳聋甚至耳垢堆积影响听力，老年人很难听到有关跌倒危险的警告声音；老年人触觉下降，前庭功能和本体感觉退行性改变，导致老年人平衡能力降低；从而增加跌倒的危险性。

（3）步态。步态的稳定性下降也是引发老年人跌倒的主要原因。老年人缓慢踱步行走，造成步幅变短、行走不连续、脚不能抬到一个合适的高度。

（4）骨骼肌肉系统。老年人骨骼、关节、韧带及肌肉的结构、功能损害和退化是引发跌倒的常见原因。老年人骨质疏松会增加与跌倒相关的骨折发生率，尤其是跌倒导致的髋部骨折。

3. 病理因素

（1）神经系统疾病：脑卒中、帕金森、脊柱疾病。

（2）心血管疾病：脑梗死、体位性低血压。

（3）其他：老人尿频、尿急、尿失禁、痴呆症等。

4. 心理因素

沮丧、焦虑、抑郁、情绪不佳都可能会增加跌倒的危险。

四、坠床跌倒的急救措施

老年人跌倒后，不要急于扶起，要分情况进行跌倒后的现场处理。

1. 检查确认伤情

（1）询问老年人跌倒情况以及对跌倒过程是否有记忆。

提示：如不能记起跌倒过程，可能为晕厥或脑血管意外，需要进行 CT、MRI 等专业检查确认。

（2）询问是否有剧烈头痛或口角歪斜、言语不利、手脚无力等。

提示：若有以上情况，可能为脑卒中，处理过程中注意避免加重脑出血或脑缺血。

（3）检查有无骨折，包括查看有无肢体疼痛、畸形、关节异常、肢体位置异常，以确认骨折情形，适当处置

2. 正确搬运

如需搬运应保证平稳，尽量保持平卧姿势，注意以下事项：

（1）保持镇静。面对跌倒的老年人，保持冷静和镇静至关重要。避免过度慌张或急促行动，以免加重老年人的恐惧和不安。

（2）不要急于移动。除非老年人处于危险之中（如火灾、交通要道等），否则在确认其状况稳定前，不要急于移动。特别是怀疑有脊柱、颈部或髋部骨折时，错误的移动可能导致更严重的伤害。

（3）寻求专业帮助。如果条件允许，最好等待医护人员到场进行专业处理。他们具备处理紧急情况和安全搬运的技能。

（4）稳定头部和颈部。如果必须移动老年人，应首先稳定其头部和颈部，使用双手轻轻托住头部两侧，避免扭曲或过度移动颈部，以防颈椎损伤。

（5）使用正确的搬运技巧：

① 多人协作。如需搬运，应采用正确的搬运姿势。对于疑似脊柱损伤者，应由三人以上同时搬运，保持脊柱轴线水平，防止错位（见图3-1-7）。对于其他类型的伤害，也应采用稳妥的搬运方式，如利用担架等工具，并确保搬运过程中动作轻柔、平稳。

② 避免拖拽。切勿直接拖拽老年人的身体，这可能会加重伤害。

（6）保持沟通。在整个搬运过程中，尽量与老年人保持沟通，安慰其情绪，告知即将进行的动作，以减少其紧张和不安。

（7）注意保暖。老年人对温度变化敏感，搬运过程中应注意保暖，避免受凉。

（8）记录伤情。在等待救援或送往医院的过程中，简要记录老年人的伤情、跌倒时间、地点及可能的诱因，以便医生快速了解病情。

（9）后续关注。即使老年人看似无大碍，也建议进行医学检查，因为有些伤害（如内脏出血、轻微骨折）可能初期并不明显。

3. 其他

（1）有外伤、出血者，立即止血包扎并进一步观察处理（详见"模块三 任务2 老年人的创伤出血与止血"）。

（2）如果老年人试图自行站起，可协助其缓慢起立，可借助助行器等辅具，使老人坐

位或卧位休息，确认无碍后方可放手，并继续观察。

（3）查找跌倒危险因素，评估跌倒风险，制订防治措施及方案。

（4）对跌倒后意识模糊的老年人，应特别注意：

① 有呕吐者，将头偏向一侧，并清理口腔鼻腔吸吐物，保证呼吸通畅。

② 有抽搐者，移至平整软地面或身体下垫软物，防止碰、擦伤，必要时使用牙间垫等，防止舌咬伤，注意保护抽搐肢体，防止肌肉、骨骼损伤。

③ 如发生呼吸、心跳停止，应立即进行胸外心脏按压、口对口人工呼吸等急救措施（详见"模块二 任务4 心搏骤停"）。

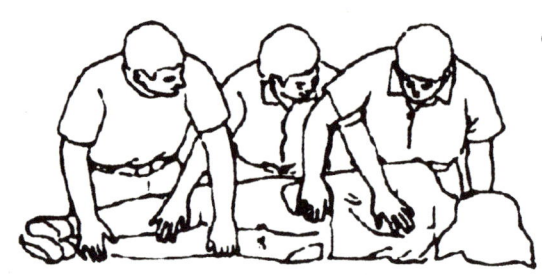

图 3-1-7　三人搬运

任务实施

实施环节	实施要求	注意事项
检查确认伤情	首先评估老人意识是否清晰；查看老人是否有受伤、骨折。	
保持镇静	进入房间后不要惊慌失措，沉着冷静应对并给予老人心理支持。	
正确搬运	如需搬运应保证平稳,尽量保持脊柱在同一轴线上，并保持平卧姿势。	
外伤包扎	先消毒伤口，再使用创可贴、纱布、弹力绷带在伤处固定包扎。	
继续观察老人后续状况	协助老人缓慢起立、坐位或卧床休息后需要继续观察老人的意识状态、生命体征。	
制定防跌措施及方案	及时移走跌倒的危险因素并评估室内的跌倒风险，针对其做出相应的防治措施及方案	见本任务【知识链接】
实施心肺复苏术（必要情况下），等待救援	必要情况下，为老人实施心肺复苏术，等待医疗救援	心肺复苏操作方法见"模块二 任务4"

知识链接

如何防治骨质疏松

防治骨质疏松需要从多方面入手（见图3-1-8）。

（1）指导老人加强膳食营养，保持饮食均衡，适当补充维生素D和钙剂。

（2）增加户外活动，多晒太阳，促进维生素D的吸收。

（3）适当的有氧运动。

（4）戒烟酒、少喝浓茶及碳酸饮料。

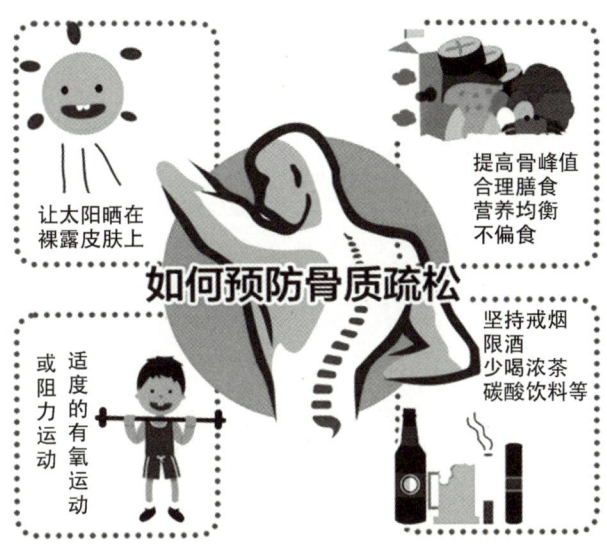

图3-1-8　防治骨质疏松

任务习题

1. 单选题：坠床跌倒后的正确搬运方法是（　　　）。

　　A. 双人搬运法

　　B. 三人搬运法

　　C. 直接拽起

　　D. 平车转运法

2. 多选题：下列表现属于坠床跌倒的危险因素的是（　　　　）。

　　A. 白内障、偏盲、青光眼、黄斑变性

　　B. 沮丧、抑郁、焦虑等不良情绪

　　C. 帕金森等神经系统疾病

　　D. 糖尿病等代谢疾病

3. 思考题：

老年人日常生活中造成坠床跌倒的原因有哪些？如何帮助老年人预防坠床跌倒的发生。

任务小结

任务名称	老年人跌倒或坠床的应急救护	姓名		学号	
学习目的	1. 了解跌倒的概念。 2. 熟悉坠床跌倒的症状及预防措施。 3. 掌握坠床跌倒的应急处理操作。 4. 能对居家老人出现坠床跌倒采取正确的应对措施开展应急救护。 5. 为老年提供应急救护时，具备临危不乱、沉着应对的职业素养。					
学习内容					
跌倒的概念					
坠床跌倒的预防					
坠床跌倒的表现					
坠床跌倒的紧急处理					

任务实践

任务名称	坠床跌倒的应急救护	姓名		学号	
实践时间			实践地点		
实践要求	结合任务实施流程,以小组为单位开展实践练习。模拟演练对坠床跌倒的居家老人实施应急救护。				
实践过程记录					
实践心得体会					
教师评价					

任务拓展

1. 拓展案例

相关数据显示，在 65 岁以上的老年人中，每 3 人就有一人会发生跌倒，在 80 岁以上的老年人中，50%以上会发生跌倒。家居环境也是老人跌倒的高频场景。近日，有关调研报告显示，65~75 岁人群中，77.7%的人选择独居或与伴侣居住；43.18%的人因跌倒而休养 3 个月及以上。对此，智能正在成为助力老年人居家养老的有力手段，华为全屋智能新发布的 AI 辅助康养传感器能够智能检测老人跌倒等异常状态并及时告警，最大程度降低二次伤害的发生。

2. 任务要求

认真阅读案例，积极思考并以小组为单位开展以下任务：

（1）思考老年人在居家环境中的常见跌倒风险有哪些？

（2）查阅资料，搜集目前我国"全屋智能化"设施设备在应对老年人居家坠床跌倒风险方面的运用。

任务 2　老年人的创伤出血与止血

任务目标

知识目标：

- 了解创伤出血的概念。
- 了解老年人创伤出血常见类型及原因。
- 熟悉老年人创伤出血的影响。
- 熟悉人体躯干主要动脉血管。
- 掌握出血类型的判断与主要症状。

能力目标：

- 能评估老年人创伤出血的出血量、出血类型。
- 能对老年人开展关于创伤出血的安全生活指导。
- 能在老年人出现创伤出血时，迅速判断伤情。

素质目标：

- 与老年人交流时，具备良好的协调沟通能力。
- 评估工作中具备细致、严谨的职业态度。
- 工作中具备牢固的安全意识。
- 在进行老年人出现创伤出血的应急救护时，具备冷静处理的职业素养。

任务 2-1　创伤出血的快速判断

任务导入

> 李奶奶，63 岁，与王爷爷夫妻二人共同居住在东方苑小区。某日，李奶奶在家切菜时，不小心用刀划伤了手腕，立刻有大量鲜血流出，正在客厅拖地的王爷爷听到动静之后，立刻来到厨房查看情况，发现李奶奶坐在地上，左手已经被大量鲜血染红，右手捂住伤口，面色痛苦。

请你帮助李奶奶夫妻对李奶奶的意外情况进行评估并进行伤情的判断与类型分析。

任务分析

一、创伤出血的概念与常见原因

生活中不可避免有各种意外情况的发生，而老年人又是意外情况的高发人群。对于老年人发生意外情况所导致的创伤出血，我们首先应当了解什么是创伤出血。

1. 定义

创伤出血是指因外力作用于人体，导致皮肤、黏膜或血管破裂，血液流出体外或流入体内组织间隙、体腔的现象。它是创伤后常见的病理生理过程，若不及时处理，可能引发休克甚至危及生命。

2. 常见原因

（1）交通事故：一般是车祸、摩托车事故等导致的身体创伤。
（2）自然灾害：地震、洪水等自然灾害中发生的挤压伤、砸伤等。
（3）工业事故：车间的机械设备、重物等导致的伤害。
（4）暴力事件：斗殴、刺伤等暴力行为导致的伤害。

（5）日常生活意外：如摔倒、刀割、烫伤等。

其中，日常生活意外是老年人最常见的创伤出血类型

二、创伤出血的类型

1. 外出血

外出血指血液从伤口流出体外，包括动脉出血、静脉出血及毛细血管出血。动脉出血呈鲜红色，出血量大且速度快；静脉出血呈暗红色，出血较慢；毛细血管出血呈点状或片状，出血量小（见表3-2-1）。对于外出血，现场急救是重点，也是我们学习老年人创伤出血应急处理的主要情况。

表 3-2-1　外出血特征

出血性质	特征	止血方法
动脉性出血	血色鲜红，出血量多，速度快，呈喷射状，危险性大，可在数分钟内造成伤者死亡	指压法，填塞法，止血带止血法
静脉性出血	血色暗红，出血相对缓慢但不间断，危险性相对较小	抬高患肢并加压包扎
毛细血管性出血	血色鲜红，水珠样缓慢渗出，能自动停止，一般无危险性	自行停止，直接压迫止血法

2. 内出血

内出血指血液流入体内组织间隙或体腔，常见于实质脏器损伤，如肝破裂、脾破裂等，通常外部无法直接观察到出血情况，一般送至医院治疗。

三、创伤的部位

创伤可以根据受伤部位、皮肤完整程度、发生地点、受伤组织及致伤因素进行分类。

1. 按受伤部位分类

（1）颅脑损伤。严重的颅脑出血损伤是死亡率最高的创伤。

（2）颌面颈部损伤。颈部大血管破裂时，可因大出血而迅速致死。

（3）胸部损伤。胸部损伤轻时仅累及胸壁，造成肋骨骨折等；重则伤及心肺和大血管，

造成气胸、血气胸、心包积血，心肺出血和破裂。

（4）腹部损伤。腹部损伤可造成内出血、器官破裂和腹腔感染，如肝脾破裂、空腔脏器穿孔等。

（5）骨盆部（阴臀部）伤。发生骨折时易引起内脏器官继发损伤，骨盆骨折还容易并发大出血而导致迅速致死。

（6）脊柱脊髓伤。脊柱损伤可伴有脊髓损伤，容易发生不同高度和范围的截瘫，甚至造成终身残疾。救护时必须让伤员平卧，最好躺在平板上。

（7）四肢损伤。常见的损伤为股骨、胫腓骨、肱骨、桡骨和尺骨骨折，重者可发生断指或断肢，同时可伴有神经血管和肌损伤。

（8）多发伤。只要出现两个或两个以上解剖部位的损伤（不论其损伤程度如何），都应视为多发伤。多发伤伤情变化快、死亡率高；伤情严重、休克率高；伤情复杂、容易漏诊；伤情复杂、处理矛盾；抵抗力低、容易感染。

2. 按皮肤完整程度分类

按皮肤完整程度可分为开放性损伤和闭合性损伤。其中，我们主要学习的是开放性损伤。

（1）擦伤。擦伤是最轻的一种创伤，系致伤物与皮肤表面发生切线方向运动所致，即皮肤与物体粗糙面摩擦后而产生的浅表损伤。通常仅有表皮剥脱，少许出血点和渗血，继而可出现轻度炎症，一般1~2天内可自愈。

（2）撕裂伤。撕裂伤是由于钝性暴力作用于体表，造成皮肤和皮下组织撕开和断裂，如行驶的车辆、开动的机器和奔跑的马匹撞击人体时，易产生此类损伤。此类伤口形态各异，如瓣状、线状、星状等。撕裂伤伤口常见有特征性的细丝状物，恰似"藕断丝连"，系尚未断离的抗裂强度较大且富含胶原的纤维组织。撕裂伤伤口污染多较严重。

（3）切伤和砍伤。切伤是锐利物体（如刀刃）切开体表所致，其创缘较为整齐，伤口大小及深浅不一，严重者其深部血管、神经或肌肉可被切断。因利器对伤口周围组织无明显刺激，故切断的血管多无明显收缩，出血量常较多。砍伤与切伤相似，但刃器较重（如斧）或作用力较大，故伤口多较深，并常伤及骨组织，伤后的炎症反应较明显。

（4）刺伤。刺伤为刺刀、竹签、铁钉等尖细物体猛力插入软组织所致的损伤。刺伤的伤口多较小，易被血凝块堵塞，但较深，有时会伤及内脏，此类伤易并发感染，尤其是厌氧菌感染。纤细的竹丝或木丝存留皮下时可造成剧痛。

四、人体躯干主要动脉血管

人体躯干主要动脉血管分布如图 3-2-1 所示。躯干动脉以"主动脉纵轴＋节段分支"为核心，胸段侧重胸壁和内脏，腹段集中供应消化、泌尿器官，盆腔分支连接下肢与盆腔。结构上左右对称，重要分支对应特定器官功能，如腹腔干"营养三大件"（胃、肝、脾），肠系膜动脉分段管理肠道。

1. 胸主动脉（胸部）

（1）主干：主动脉弓延续至膈肌，贴脊柱前方下行。

（2）分支：

① 肋间动脉（左右共 12 对）：供应胸壁肌肉、肋骨、脊髓及背部皮肤。

② 支气管动脉/食管动脉：细小分支，营养肺、支气管和食管。

2. 腹主动脉（腹部）

（1）主干：经膈肌主动脉裂孔入腹，至第 4 腰椎下缘分为左右髂总动脉。

（2）主要分支：

① 腹腔干：短粗主干，分 3 支，包括胃左动脉（胃）、肝总动脉（肝、胆囊）、脾动脉（脾、胰）。

② 肠系膜上动脉：供应空肠、回肠、盲肠、阑尾、升结肠、横结肠。

③ 肾动脉：左右各一，入肾门（含肾上腺分支）。

④ 肠系膜下动脉：供应降结肠、乙状结肠、直肠上段。

⑤ 腰动脉：深层分支，营养腰背部肌肉和脊柱。

3. 髂总动脉（盆腔及下肢）

（1）主干：左右髂总动脉。

（2）主要分支：

① 髂内动脉：入盆腔，分支供应膀胱、直肠下段、子宫（女性）、前列腺（男性）、臀部肌肉。

② 髂外动脉：沿骨盆缘下行，进入下肢成为股动脉，是下肢供血主干。

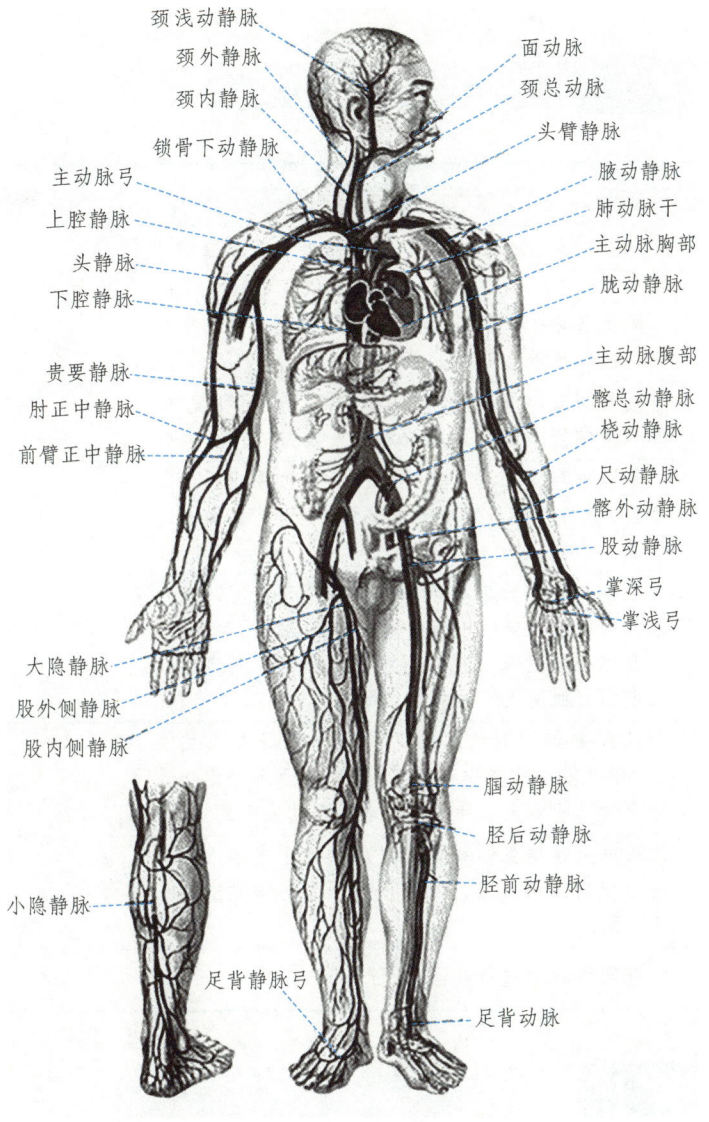

图 3-2-1 血管分布模式图

五、老年人创伤出血的影响

（1）失血性休克。大量出血导致有效循环血量锐减，组织灌注不足，引发休克。

（2）感染风险增加。出血部位易受细菌污染，易导致感染。

（3）组织器官损伤。内出血可能导致组织器官压迫、坏死等。

（4）死亡风险。严重出血如不及时处理可致死亡。

任务实施

实施环节	实施要求	注意事项
准备	物品准备：评估记录表、鞋套、笔、安全宣传手册等。	
	人员准备：着装规范整洁，具备良好的沟通能力，能够与他人顺畅交流。	
	场景布置：布置现场，模拟老年人居家环境，相应同学扮演老年人以及急救人员。	
情景演绎	结合老年人起居生活中常见导致创伤出血的情景，演绎老年人发生创伤出血的场景，并做好记录。	
创伤出血判断	立刻就老年人发生创伤出血的紧急情况，采取相应措施，包括出血部位、出血性质的判断，以及出血量的采集记录。根据以上记录对老年人创伤出血情况进行综合判断。	
开展安全指导	结合老年人日常居家安全生活指导要点内容，以及安全宣传手册内容，提出关于创伤出血紧急情况的安全指导，提高老年人的安全意识。	
总结学习归纳	根据上述情景演绎，总结归纳关于老年人创伤出血的知识要点，对于创伤出血能够做出迅速判断。	
整理退场	整理用物，进行致谢后退场。	

任务习题

1. 单选题：下列哪种创伤出血，最易导致老年人的死亡。（　　　　）

    A. 颅脑出血　　　　　　　　B. 胸部出血

    C. 腹部出血　　　　　　　　D. 四肢出血

2. 多选题：下列关于老年人发生创伤出血需要注意的有（　　　　）。

    A. 迅速检查出血部位　　　　B. 判断出血类型

    C. 判断出血量　　　　　　　D. 发现病人出现休克症状时，立刻送往医院

3. 思考题：

    当一位老年人出现晕厥并且摔倒，出现胸部创伤出血时，你应该怎么做？

任务小结

任务名称	对于老年人创伤出血的快速判断	姓名		学号	
学习目的	1. 了解老年人创伤出血的概念。 2. 熟悉老年人创伤出血的常见紧急情况。 3. 掌握老年人创伤出血的快速判断方法。 4. 能对老年人开展关于预防创伤出血的日常起居生活指导。					
学习内容					
创伤出血的概念					
老年人发生创伤出血的常见原因和常见出血类型					
老年人发生创伤出血后的快速识别判断					
关于老年人创伤出血的预防指导要点					

任务实践

任务名称	对于老年人创伤出血的快速判断	姓名		学号	
实践时间		实践地点			
实践要求	结合任务实施流程,开展实践练习。情景演绎模拟老年人突发创伤出血场景,并快速判断。				
实践过程记录					
实践心得体会					
教师评价					

任务 2-2　老年人发生创伤出血的应急救护

任务导入

王爷爷，63 岁，自理老人，独自一人居住于龙庭小区。某日，王爷爷邻居刘女士突然听到隔壁王爷爷家出现碗盆摔碎的声音，刘女士立即敲响王爷爷家大门，发现无人应答。刘女士立即喊来小区物业开门，一进门就看到老人陷入昏迷躺在地上，头部有鲜血流出。

面对该紧急情况，刘女士应该怎么做？

任务分析

一、创伤出血的伤情评估

目前，常根据创伤指数 CRAMS 积分对于创伤出血进行伤情评估。

C (circulation)　　　循　环
R (respiration)　　　呼　吸
A (abdomen-thorax)　胸　腹
M (motor)　　　　　运　动
S (speech)　　　　　说　话

其中，每项中正常者计 2 分；轻度异常计 1 分；严重异常计 0 分。CRAMS 积分越小，伤情越重。总分 < 8 者为重伤，需住院治疗。

二、创伤出血的应急救护原则和危重情况

1. 抢救三大总则

（1）保存生命第一。

（2）恢复功能第二。

（3）顾全解剖完整性第三。

2. 现场抢救原则：三快。

（1）快抢。在现场迅速将伤员抢救至安全处，避免继续或再受伤。

（2）快救。全力抢救危及生命的情况。

（3）快送。伤员经急救处理，情况稳定、出血控制、呼吸好转、骨折固定、伤口包扎后，再从速护送到医院作确定性治疗。

3. 危及生命的几种情况

（1）心搏骤停。

（2）窒息。

（3）外出血。

（4）胸外伤性血气胸。

（5）多发性骨折。

（6）休克。

（7）重要器官损伤（颅脑、胸腔、腹腔脏器、腹腔大血管）。

（8）复合伤、多发伤、联合伤、混合伤。

三、创伤出血的止血措施

本章我们主要学习关于创伤导致的外出血的止血方法。

1. 直接压迫止血法

用无菌敷料覆盖在出血伤口，再用绷带或三角巾施加一定压力包扎，适用于一般伤口出血。紧急时，亦可用手直接压迫。

2. 间接指压止血法

在出血伤口的靠近心脏的一端，用手指或手掌根部将出血动脉直接用力压在附近骨面上，从而压闭血管，以阻断血流而止血，适用于上臂和股动脉部位出血。

3. 止血带止血法

用于暂不能用其他方法控制的出血（四肢大动静脉出血）。用特制的止血带或胶皮管、毛巾、宽布条等代用品，缚扎在伤口的近心端，以压迫动脉，阻断血液而达到止血的效果（见图3-2-2）。（注意：止血带的缺点是被缚扎处以下的肢体血液循环完全中断，易引起坏死。缚扎的松紧度不当，会增加出血。因此，除在四肢大动脉出血的紧急情况下，一般不应轻易使用。）

止血带止血法

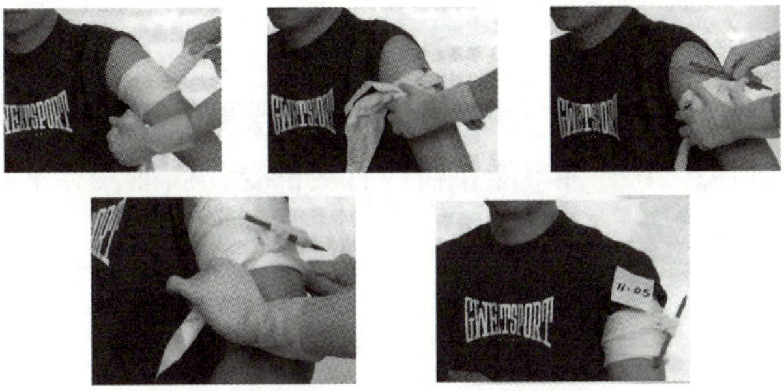

注意：1、上臂的下1/3，不许上止血带
2、每50分钟松解止血带一次

图 3-2-2　止血带止血法

四、创伤导致外出血的操作要点与止血原则

（1）尽可能戴上医用手套。
（2）暴露伤口，准确判断出血部位及出血量。
（3）根据出血部位及出血量，采用不同方法止血，大血管损伤时常需几种方法联合使用。
（4）不要对嵌有异物或骨折断端外露的伤口直接压迫止血。
（5）不要去除血液浸透的敷料，在其上另加敷料并保持压力。
（6）肢体出血应将受伤区域抬高到超过心脏的高度。
（7）慎用止血带，不可一味增加压力，要记录时间定时放松。

五、特殊部位外出血的急救办法

1. 头皮出血

情况分析：头皮大量出血，严重时可出现休克；也可能是颅骨骨折。

急救目标：减少出血，监察清醒程度，安排送院。

处理方法：按一般外出血处理，注意清醒程度，若伤者不省人事，尽快送院。

2. 耳出血

症状：耳痛、短暂失聪、耳孔出血；颅骨破裂时，血中混有脑脊髓液。

处理方法：不要塞着耳孔，让血水流出保持半坐姿势，头倾向出血的一边用敷料垫着耳朵，留意清醒程度，安排紧急送院

3. 鼻出血

处理方法：使伤者坐下，头向前倾，用口呼吸；捏紧鼻骨下柔软部位约10分钟，放松后未止血，再捏10分钟；20分钟不能止血或有头部受伤病征，寻求医援。

六、包扎

1. 目的

保护伤口，减少感染，压迫止血，固定敷料。

2. 要求

（1）四要：快、准、轻、牢。

（2）五不：不摸、不冲、不取、不送、不上药。

3. 包扎工具

（1）纱布。

（2）绷带。

（3）三角巾（边长100厘米的正方形棉布，对角剪开即成两条）。

（4）其他物品：丝袜、裤袜、手帕等。

4. 包扎方法

（1）绷带环形包扎法（粗细相等的小伤口）。

（2）螺旋形包扎法（用于直径基本相同的部位），如图3-2-3（a）所示。

（3）8字形包扎法（用于直径不一致的部位或屈曲的关节），如图3-2-3（b）所示。

螺旋反折包扎法

先作环形包扎法缠绕数圈,然后作螺旋形包扎法缠绕至渐粗处,将每圈绷带反折,盖住前一圈的1/3或1/2,依此由下而上地缠绕

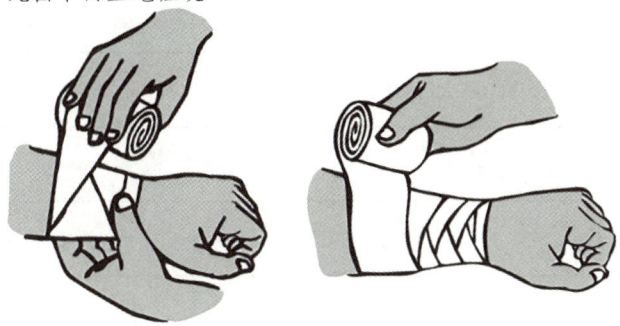

(a)螺旋形包扎法

"8"字形包扎法

在关节部先作环形包扎法缠绕,然后以关节为中心,从两头向关节处斜向缠绕,为向心式"8"字形包扎法;由关节向两头缠绕,为离心式"8"字形包扎

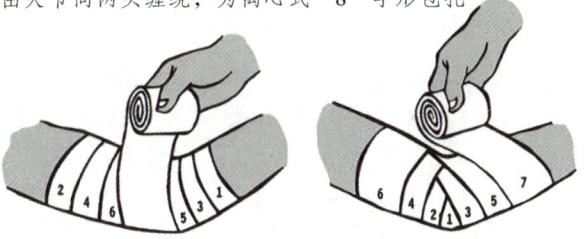

向心式"8"字形包扎法　　　离心式"8"字形包扎法

(b)8字形包扎法

图 3-2-3　螺旋形包扎法和 8 字形包扎法

5. 包扎注意事项

(1)绷带不可直接包扎伤口,伤口上应先盖上敷料。
(2)绷带应保持清洁和干燥。
(3)绷带不可有皱折相缝边,以防产生压力时不均匀受力。
(4)绷带应选用吸汗材料,并且为素色以便于观察。

问题引导：请列举创伤出血所导致的危急情况有哪些？

_____

_____

_____

_____

_____

_____

任务实施

实施环节	实施要求	注意事项
做好个人防护	抢救人员应先采取个人防护措施，戴好医用手套，最好穿戴好口罩帽子和防护服。	
转移患者	迅速让受创伤出血的老人脱离危险环境。保持患者安静，减少患者活动，避免加重出血。	
保证呼吸畅通	解开创伤出血的老人衣裤、胸衣、腰带等，保持其呼吸畅通。	
评估老人状况采取急救措施	评估创伤出血的老人的出血状况及生命体征。判断其是否已丧失意识知觉。	
拨打急救电话通知家属	及时通知老人家属，告知其现状。如果老人已丧失知觉，立即拨打120急救电话，告知相关情况和具体位置。	
创伤出血的止血和包扎	根据出血类型采取适当的止血方法，如直接压迫、抬高伤肢、止血带、加压包扎等。若有骨折可先进行简单的固定，同时等待医护人员的救援。	
实施心肺复苏术（必要情况下），等待救援	如果老人已丧失知觉，应对其实施心肺复苏术，并等待医疗救援。	

任务习题

1. 单选题：下列表现不属于创伤出血危急情况的是（　　　　）。

   A. 休克

   B. 窒息

   C. 胸外伤性血气胸

   D. 抑郁

2. 多选题：下列关于创伤出血的处理方式正确的是（　　　　）。

   A. 保护伤口，避免伤口感染

   B. 根据出血类型、出血部位、出血量等对伤口采取不同的止血措施

   C. 拨打120急救电话等待救援

   D. 保持患者安静，减少患者活动

3. 思考题：

老年人发生创伤出血时的应急救护措施有哪些？在采取相应措施时有什么需要注意的地方？

任务小结

任务名称	创伤出血的应急救护	姓名		学号	
学习目的	1. 了解创伤出血的伤情评估。 2. 熟悉创伤出血的危急情况。 3. 掌握创伤出血的应急救护措施和注意要点。 4. 能根据居家老人出现创伤出血的类型采取正确的应对措施开展应急救护。 5. 为老年人提供应急救护时，具备人文关怀的职业素养。					
学习内容					
创伤出血的伤情评估					
创伤出血的危急情况					
创伤出血的止血处理					
创伤出血的包扎					
创伤出血患者的处理和急救					

任务实践

任务名称	创伤出血的应急救护	姓名		学号	
实践时间			实践地点		
实践要求	结合任务实施流程,以小组为单位开展实践练习。模拟演练对创伤出血的老人实施应急救护。				
实践过程记录					
实践心得体会					
教师评价					

知识链接

创伤出血后的急救处理流程

创伤出血后的急救处理流程如图 3-2-4 所示。

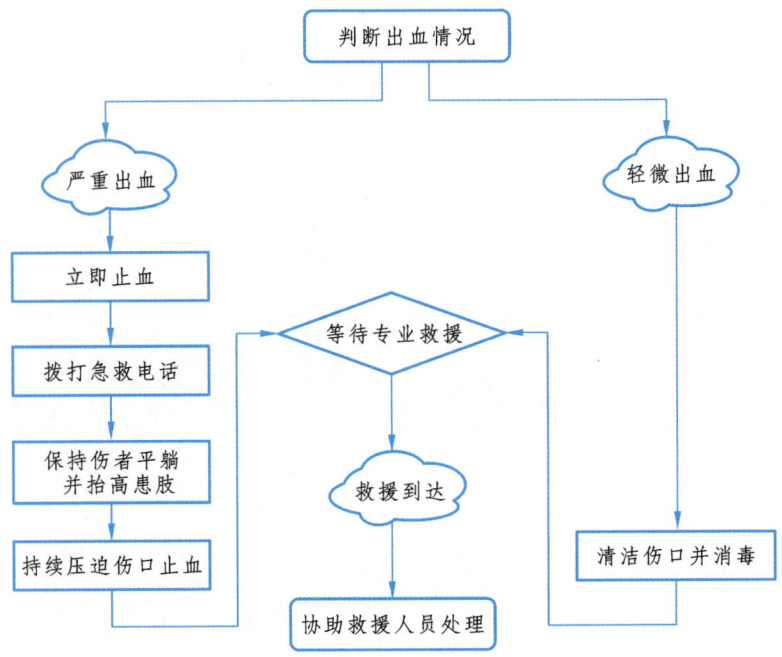

图 3-2-4　创伤出血后的急救处理流程

任务 3　烫伤

任务目标

知识目标：

- ◇ 了解烫伤的概念。
- ◇ 熟悉烧烫伤深度分类。
- ◇ 熟悉烫伤的应急救护原则。
- ◇ 掌握烫伤的预防。
- ◇ 掌握烫伤的表现和处理方法。

能力目标：

- ◇ 能评估烫伤老年人烫伤深度及烫伤面积。
- ◇ 能对老年人开展居家安全生活指导教育。
- ◇ 能对老年人开展居家防烫伤指导。
- ◇ 能对居家老人出现烫伤采取正确的应对措施开展应急救护。

素质目标：

- ◇ 与老年人交流沟通时，具备良好的协调沟通能力。
- ◇ 评估工作中具备细致、严谨的工作态度。
- ◇ 工作中具备牢固的安全意识。
- ◇ 为老年人提供应急救护时，具备人文关怀的职业素养。

任务 3-1　烫伤的预防与判断

任务导入

低温烫伤是指长时间接触高于体温的低热物体引发的烫伤。实验证明，用 45 ℃左右的热源对身体同一部位加热 30 分钟就有可能引发低温烫伤。此类烫伤痛感不明显，但伤害深度大，皮肤会出现红肿、水泡、脱皮或者发白等现象。

郑州人民医院急诊科主任巫庆荣说："低温烫伤刚开始不觉得热，但随着时间加长，皮肤温度逐渐升高从而影响血液循环，形成低温烫伤。相对于人体正常温度，45 ℃至 60 ℃就可能对皮肤和皮下组织造成伤害，儿童、老人、瘫痪病人应格外注意。"

（案例来源：学习强国——郑州人民广播电台新闻客户端 2020-12-14）

请你根据材料举例说明，如何尽量避免老年人烫伤的发生。

任务分析

一、概述

烧烫伤是生活中常见的意外伤，由火焰、沸水、热油、电流、热蒸气、辐射化学物质（强酸强碱）等引起。

烧烫伤造成组织局部损伤。轻者损伤皮肤，出现肿胀、水疱、疼痛；重者皮肤烧焦，甚至血管、神经、肌腱等同时受损。呼吸道也可被烧伤。烧伤引起的剧痛和皮肤渗出等因素可导致休克，晚期出现感染、脓毒症等并发症而危及生命。

二、烫伤的预防

（1）避免让老年人进厨房。
（2）开水壶、强酸强碱等放在安全的地方。
（3）进食饭菜温度适宜。
（4）洗澡时水温调节适宜。
（5）不用蚊香、火炉等。
（6）做好相关知识宣教。例如，应保持地板干燥以免拿热东西时滑倒；端茶倒水时应招呼一声，以免烫伤他人；桌布不宜太长，以免拉扯桌布时带翻桌上的烫热食物反而被烫伤；用微波炉或烤箱加热食物后，要先断电，然后戴上隔热手套，从中取出食物；洗澡时，要养成先试水温的习惯，以防止被热水烫伤；在使用热水袋或电暖壶时一定要用棉套包好，避免与人体皮肤接触，或睡前先暖被窝，睡时立即取出；不要长时间贴近暖气片等取暖设备休息；理疗时，要掌握电热板的受热高度和理疗时间。

三、烧烫伤深度分类

烧烫伤对人体组织的损伤程度一般分为三度，临床上可按三度四分法进行分类（见表3-3-1）。

表 3-3-1　烧伤深度分类

烧伤程度	深度	病理	临床表现	愈合过程
一度（红斑）	达表皮浅层，生发层健在，再生能力强	局部血管扩张充血渗出	轻度红肿热痛，感觉过敏，表皮干燥，无水泡，红斑状	3～7日痊愈，短期色素沉着，无瘢痕
浅二度（水疱性）	达真皮浅层，部分生发层健在	血浆渗出积于表皮和真皮之间	剧痛，感觉过敏，大小不一的水疱，水疱剥脱可见均匀发红、潮湿水肿明显	2～3周脱屑痊愈，多数无瘢痕
深二度	达真皮深层，生发层较少，有皮肤附件残留	局部组织坏死，皮下层渗出明显	感觉消失，痛觉迟钝，可有或无水疱，基底红白相间	3～4周瘢痕愈合，可能需植皮手术
三度（焦痂）	达真皮全层，有时深达皮下组织、肌肉和骨骼	皮肤坏死，蛋白凝固，形成焦痂	皮肤痛觉消失，无弹性，干燥无水疱，皮革样，蜡白、焦黄或炭化，局部温度低，数日后出现树枝状血管	2～4周后焦痂脱去形成肉芽创面，小则瘢痕愈合，大则需整形植皮手术

四、烧烫伤面积估计

目前，比较常用且易掌握的是九分法和手掌法。

1. 九分法

将全身体表面积划分为若干 9%的等分，另加 1%，构成 100%的体表面积，即头颈部=1×9%；双上肢=2×9%；躯干=3×9%；双下肢=5×9%+1%。

2. 手掌法

不规则或小面积烧伤，用手掌粗算。伤病员五指并拢，一掌面积约等于体表面积的 1%。

任务实施

实施环节	实施要求	注意事项
烫伤的预防	能正确对老人进行烫伤预防指导	
烧烫伤深度分类	说出烧烫伤分类方法	
烧烫伤面积估计	说出烧烫伤面积估计方法	

知识链接

日光灼伤皮肤

如过度暴露在日光下，也能引起严重灼伤，短时间可能导致Ⅰ度或Ⅱ度灼伤。

1. 现场表现

日晒部位的皮肤出现界线鲜明的红斑、水肿、瘙痒、灼痛或刺痛感。严重者形成水疱，并出现发热、心悸、头痛、恶心、呕吐等全身症状。

2. 应急救护原则

（1）安置伤员于阴凉处。
（2）用湿冷敷料覆盖伤处。

（3）饮用低温饮料。

（4）如眼部红肿、疼痛，可用湿敷料遮盖双眼。

（5）如有需要送往医院。

任务习题

1. 单选题：针对不规则或小面积烧伤，下列哪种面积估计方法为最佳选择。（　　　）

    A. 九分法

    B. 手掌法

    C. 三度四分法

    D. 数字计算法

2. 多选题：下列关于指导老年人预防烫伤说法正确的有（　　　）。

    A. 用微波炉或烤箱加热食物后，要先断电，然后戴上隔热手套，从中取出食物

    B. 洗澡时，要养成先试水温的习惯，以防止被热水烫伤

    C. 在使用热水袋或电暖壶时一定要用棉套包好

    D. 理疗时要掌握电热板的受热高度和理疗时间

3. 思考题：

在指导老年人预防烫伤时具体该如何描述？

任务小结

任务名称	烫伤的预防与判断	姓名		学号	
学习目的	1. 了解烫伤的概念。 2. 熟悉烧烫伤深度分类。 3. 掌握烫伤的预防。 4. 能评估烫伤老年人烫伤深度及烫伤面积。 5. 能对老年人开展居家防烫伤指导。				
学习内容					
烫伤的概念					
烫伤的预防					
烧烫伤深度分类					
烧烫伤面积估计					

任务实践

任务名称	对老年人进行烫伤的预防安全指导	姓名		学号	
实践时间		实践地点			
实践要求	结合任务实施流程,开展实践练习。为自己的爷爷奶奶进行一次预防烫伤的健康宣教。				
实践过程记录					
实践心得体会					
教师评价					

任务 3-2　老年人发生烫伤的应急救护

任务导入

78 岁的李婆婆在倒开水时，杯子不小心滑落，滚烫的开水淋到了左脚大腿上。当时孩子们都不在身边，她强忍着疼痛去买了烫伤膏后，才将此事告诉小女儿。

等老人的孩子找到镇卫生院何医师时，已经是第二天了。何医师检查后表示烫伤并不严重，用他特制的药膏敷上，大约两个星期就会好，且不会留疤。随后，何医师让老人坐在高凳子上，把烫伤的脚搭在小板凳上，在地板上铺好卫生纸后开始治疗。他先用注射器挑破水泡引流黄水，再用络合碘消毒，生理盐水清洗，最后涂上药膏，用三层纱布包扎固定。

此后，何医师每间隔两天就上门给老人换药，还叮嘱老人伤口痊愈前炒菜不要放生姜和酱油，以免留印。换了几次药后，又清除了起泡处的死皮，继续消毒、清洗、涂药。最终，从何医师开始治疗到伤口痊愈，仅用了半个月时间，老人的伤口愈合得很好，没有留下疤痕。

如果你是李婆婆的照护员，面对李婆婆在家突发烫伤的情况，应该采取怎样的急救措施？

任务分析

一、烫伤的应急救护原则

烫伤的应急救护原则是先除去烫因、脱离现场、保护创面、维持呼吸道通畅，再组织转送医院治疗。针对烫伤的原因可分别采取相应的措施。

（1）立即用冷水（15～25 ℃）持续冲洗（或浸泡伤处）降温直至疼痛缓解；避免用冰

块直接冷敷，特别是烫伤面积较大时（20%以上），同时紧急呼救。

（2）迅速剪开取下伤处的衣裤、袜类，切不可强行剥脱，取下受伤处的饰物。

（3）一度烧（烫）伤可涂外用烧烫伤药膏，一般3～7日治愈。

（4）一度烧（烫）伤，表皮水疱不要刺破，不要在创面上涂任何油脂或药膏。应用清洁的敷料（如纱布、毛巾等）或保鲜膜覆盖伤部，以保护创面，防止感染，并立即送医院。

（5）严重口渴者，可口服少量淡盐水或淡盐茶水。条件许可时，可用烧伤饮料。

（6）窒息者，进行人工呼吸；伴有外伤大出血者应予以止血；骨折者应做临时固定。

（7）大面积烧伤伤员或严重烧伤者，应尽快转送医院治疗。

二、烫伤的分类和处理方法

烫伤的分类和处理方法如表3-3-2所示。

表3-3-2　烫伤的分类和处理方法

烫伤程度	原因	外观与症状	处理方法	愈合过程
一度（表皮烫伤）	发生于温度并非相当高的热水淋浴时	皮肤发红，干燥，具有刺痛感，无水疱	创面放入冷水中浸泡或者用冰毛巾冷敷	数日就可康复
二度（真皮烫伤）	长时间触碰到热水壶等，或者用温度相当高的热水淋浴时	起水泡，表面遭到破坏，带有强烈的疼痛感与灼热感	用冷水将患部冷却，不要弄破水泡，及时就医	1～2周才能康复（化脓时则会变成三度烫伤）
三度（皮肤全层）	火灾、爆炸或者接触到沸腾的油	皮肤表面苍白，表面带有针刺般的疼痛	不能涂抹药膏，防止感染，及时就医	愈合后留有瘢痕，或行植皮手术

注：在家里可以处理的是一度烫伤，二度和三度烫伤由专科医生处理。

三、烫伤的处理口诀

烫伤的处理方法如图3-3-1所示。

（1）冲：用流动水冲洗。

（2）脱：小心脱去衣服。

（3）泡：冷水中浸泡。

（4）盖：覆盖局部创面。

（5）快：尽快就医。

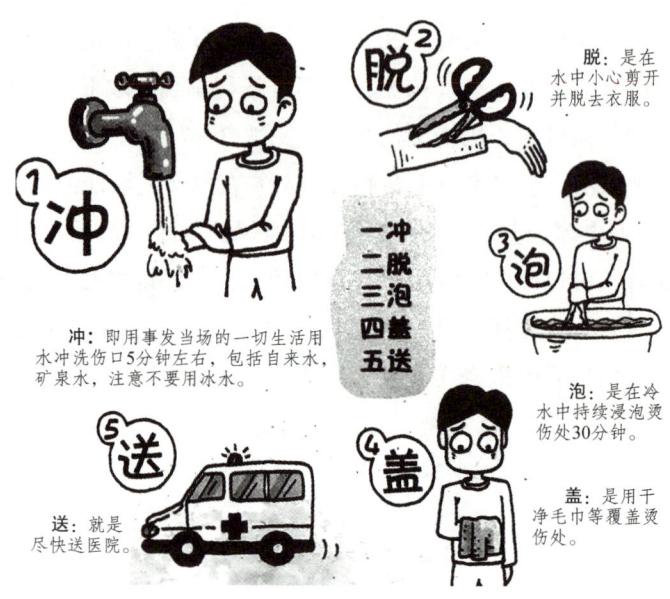

图 3-3-1　烫伤的处理口诀

四、烫伤处理的注意事项

（1）烫伤时，不能在伤口上涂牙膏、酱油、红药水等。烫伤容易发生创面感染，而防止感染的首要措施是保持创面清洁。

（2）不要弄破水泡。

（3）烧伤引起心搏骤停时，应先进行心肺复苏，再进行局部创面的护理。

任务实施

实施环节	实施要求	注意事项
冲	流动水冲洗	
脱	小心脱去衣服	
泡	冷水中浸泡	
盖	覆盖局部创面	
快	尽快就医	
实施心肺复苏术（必要情况下），等待救援	必要情况下，为烧烫伤老人实施心肺复苏术，等待医疗救援	心肺复苏操作方法见"模块二 任务4"

> 知 识 链 接

强酸强碱烧伤处理

强酸、强碱对组织的损害与它们的浓度、接触时间长短、接触量多少有关。强酸对局部组织具有强烈的刺激性腐蚀作用,不仅伤面被烧,也能向深层侵蚀。但局部组织细胞蛋白凝结,能够阻止烧伤的继续发展。碱性物质更能渗透到组织深层,日后形成的瘢痕较深。常见强酸有硫酸、硝酸、盐酸等,强碱有氢氧化钠、氢氧化钾等。

1. 症状

硫酸烧伤的伤口呈棕褐色,盐酸、苯酚(石炭酸)烧伤的伤口呈白色或灰黄色,硝酸烧伤的伤口呈黄色。

烧伤局部疼痛剧烈,皮肤组织溃烂;如果酸、碱类通过口腔进入胃肠道,则可使口腔、食管、胃黏膜发生腐蚀、糜烂、溃疡出血、黏膜水肿,甚至发生食管壁、胃壁穿孔。严重者可引起休克。

2. 应急救护原则

(1)脱离现场。眼睛接触强酸、强碱时立即用大量流动水冲洗。皮肤被强酸、强碱烧伤,如有纸巾、毛巾先蘸吸,然后立即用流动水冲洗。少量强酸、强碱烧伤,冲洗时间应在15分钟以上;大量强酸、强碱烧伤,冲洗时间应在20分钟以上。冲洗时,将污染的衣物脱去。若是粉末状强酸、强碱,先清除掉再用流动水冲洗。

(2)误服的病人,可服用蛋清、牛奶、豆浆、面糊、稠米汤或服用氢氧化铝凝胶保护口腔、食管、胃黏膜。严禁洗胃。

(3)启动应急医疗服务体系,让伤员获得专业急救。

> 任 务 习 题

1. 单选题:下列表现属于烫伤应急处理口诀的是(   )。
   A. 冲、脱、泡、盖、快
   B. 脱、冲、泡、盖、快
   C. 泡、冲、脱、盖、快

D. 快、冲、脱、泡、盖
2. 多选题：下列关于烫伤的处理方式正确的是（　　　　）。
　　　A. 一度烫伤创面放入冷水中浸泡或者用冰毛巾冷敷
　　　B. 二度烫伤用冷水将患部冷却，不要弄破水泡，及时就医
　　　C. 二度烫伤创面放入冷水中浸泡或者用冰毛巾冷敷
　　　D. 一度烫伤用冷水将患部冷却，不要弄破水泡，及时就医
3. 思考题：
老年人日常生活中造成烫伤的原因有哪些？

任务小结

任务名称	烫伤的应急救护	姓名		学号	
学习目的	1. 熟悉烫伤的应急救护原则。 3. 掌握烫伤的表现和处理方法。 4. 能对居家老人出现烫伤采取正确的应对措施开展应急救护。 5. 为老年人提供应急救护时，具备人文关怀的职业素养。				
学习内容					
烫伤的应急救护原则					
烫伤的表现和处理方法					
烫伤处理的口诀					
烫伤处理的注意事项					

任务实践

任务名称	烫伤的应急救护	姓名		学号	
实践时间			实践地点		
实践要求	结合任务实施流程，以小组为单位开展实践练习。模拟演练对烫伤的居家老人实施应急救护。				
实践过程记录					
实践心得体会					
教师评价					

任务拓展

1. 拓展案例

"好山好水好风光,看了承德的推介片,听了承德旅居康养养老情况介绍,我心动了!今年一定要到承德走走看看。"近日,在"乐享承德、走进津南"旅居康养养老走进天津社区宣传推介活动现场,78岁的天津市津南区老人王闯说。

活动中,承德市民政、卫健、文旅、文物等部门分别围绕承德旅居康养养老产业优势、温泉旅游特色、医养康养资源等进行推介。来自承德各县(市、区)优质养老机构和天津市8家康养企业就服务设施建设、养老人才培养、老年人候鸟式旅居等开展了交流互动。

2023年以来,围绕养老产业协同发展,津承两地交流日益频繁。2024年6月,天津市津南区民政局组织养老机构到承德考察旅居养老、养老服务人才队伍建设等情况,并对2023年签订的《天津市津南区民政局与河北省承德市民政局养老服务合作框架协议》合作内容进行补充。天津和承德养老机构还签署了旅居联盟合作协议,拟进一步统筹服务资源,不断完善和创新养老服务。

据介绍,承德已有15家养老机构推出免费体验入住活动。

"不仅可以免费体验,承德还推出了京津60周岁以上老年人游览景区景点免费、65周岁以上来承老年人乘坐城市公共交通车辆免费、入住满三个月的老人每人每月可享受300元补贴等22项优惠政策。"承德市民政局党组书记、局长牛立杰说。下一步,该市将深入天津街道、社区,全方位、多角度宣传推介承德旅居康养养老,持续深化与天津养老产业合作,实现两地养老事业和养老产业协作共赢。

2. 任务要求

认真阅读案例,积极思考并以小组为单位开展以下任务:

(1)思考案例中养老机构及地方民政局采取了什么推广措施?

(2)针对此案例谈一谈你的感想。

任务 4　冻伤

任务目标

知识目标：

- 了解冻伤的概念及不同级别冻伤的症状。
- 熟悉老年人发生冻伤的危险因素。
- 熟悉不同级别冻伤处理原则。
- 掌握老年人预防冻伤的安全指导要点。
- 掌握老年人发生冻伤时的应急处理方法。

能力目标：

- 能对老年人进行关于防冻伤的安全指导教育。
- 能正确评估老年人发生冻伤的危险因素。
- 能根据冻伤的严重程度采取正确的应急处理措施。

素质目标：

- 与老年人交流沟通时，具备良好的协调沟通能力。
- 评估工作中具备细致、严谨的工作态度。
- 工作中具备牢固的安全意识。
- 为老年人提供应急救护时，具备人文关怀的职业素养。

任务 4-1　冻伤的预防与判断

任务导入

65 岁的王爷爷是一位独居老人，患有糖尿病、高血压，目前血糖、血压均控制良好。儿女在外地工作，只有每周末回家探望。日常生活中他每天都会去公园散步、锻炼，偶尔饮酒，平素饮食较规律。近日寒潮来袭，气温骤降，居委会安排志愿者上门开展"防寒防冻送温暖"活动。

请你评估王爷爷发生冻伤的危险因素，并对其进行防冻伤的安全指导。

任务分析

一、冻伤的概念

冻伤是机体遭受低温侵袭所引起的局部或全身性损伤。在寒冷的季节，特别是我国北方地区，冻伤的发生率较高。冻伤常发生在末梢循环较差的部位，如手、脚、鼻子、耳朵、脸颊等部位。一旦发生冻伤，及时采取正确的应急救护措施，对于减轻伤害和促进恢复至关重要。

二、冻伤的分类及症状

冻伤的严重程度取决于冷冻温度、持续时间以及个体对寒冷的耐受能力，根据严重程度可将冻伤分为一度至四度。

（1）一度冻伤：即常见的"冻疮"，伤及皮肤表层，受冻部位皮肤红肿、充血，自觉热、痒、灼痛。约 1 周后，症状消失，表皮脱落，不留瘢痕。

（2）二度冻伤：涉及皮肤全层，表现为皮肤红肿、发痒、灼痛，早期可出现水疱。无继发感染的情况下，2～3 周后水疱干涸，形成黑色干痂，脱痂后有新生上皮覆盖，不形成瘢痕，患处可能遗留持久的僵硬不适和程度不等的疼痛感。

（3）三度冻伤：除皮肤全层损伤外，还累及皮下组织，表现为皮肤溃烂和组织坏死，皮肤由苍白色逐渐变为蓝色再转为黑色，局部感觉消失；冻伤的邻近组织出现水肿和水痘，伴有剧烈疼痛和灼痒。易继发感染导致愈合缓慢，瘢痕形成后可能影响功能。

（4）四度冻伤：是最严重的冻伤类型，涉及皮肤、皮下组织、肌肉甚至骨骼。患处呈暗灰色，感觉及运动功能完全丧失。在2~3周内形成干性坏疽，与健康组织分界明显。若继发感染或周围组织水肿，干性坏疽可转变为湿性坏疽，常遗留伤残并造成功能障碍。

三、老年人发生冻伤的危险因素

老年人发生冻伤的危险因素主要包括气候因素、局部因素和全身因素。

（1）气候因素。寒冷的气候、潮湿的空气以及冷风可加速身体散热，若身体长时间暴露于寒冷中，则可能发生冻伤。

（2）局部因素。若鞋袜过紧、长时间站立在寒冷环境中或浸在冷水中均可使局部血液循环发生障碍，从而促使冻伤的发生。

（3）全身因素。老年人可能因为年龄增长而出现免疫力下降、体温调节功能差、血液循环不良、营养不良或患有心脑血管疾病、糖尿病等慢性疾病，这些因素均可能降低他们的抗冻能力，增加冻伤的风险。此外，老人可能因为疲劳、虚弱或其他健康问题，无法维持正常的体温来对抗外界寒冷环境，从而易造成冻伤。

四、老年人预防冻伤的安全指导要点

（1）防寒防潮湿。在严寒天气时，老年人应注重自我防护，及时添加衣物，特别是保护易受冻部位，如手、足、耳等。外出时，需佩戴围巾、帽子、手套，穿着厚袜子和棉鞋，注意鞋袜不宜过紧，可穿着宽大舒适、渗汗能力较强的袜子、鞋垫以保持干燥，并适时更换潮湿的鞋袜。

（2）做好劳动保护。在寒冷环境中工作或活动时，要适当休息，避免长时间暴露在寒冷中。日常生活中劳作时避免长时间将手、足等浸泡在冷水中，可佩戴保暖的劳保手套或鞋子。

（3）适度锻炼。适度运动可促进血液循环，当长时间处于寒冷户外时，要适当运动，避免长时间保持静态，并应合理安排运动时间，避免在大寒时节进行长时间的户外活动。

（4）注重营养。保持饮食平衡，加强营养摄入，适当增加脂肪、蛋白质和维生素的摄入，以确保机体获得足够的热量，尽量食用热饭、热饮，以提高抗寒力和抵抗力。

（5）控制慢性疾病。老年人常患有心脑血管疾病、糖尿病等，这些疾病将会导致机体抗寒抗冻能力下降，在严寒季节，老年人更应注意规律服药、监测病情变化，必要时及时就医。

（6）了解冻伤预警信号。掌握冻伤发生前的预警信号，如皮肤发白、发冷等。

任务实施

实施环节	实施要求	注意事项
准备	物品准备：评估记录表、笔、记录本、安全宣传手册等。	
	人员准备：着装规范整洁，具备良好的沟通能力，能够与老年人顺畅交流。	
	沟通：与老年人/家属做好沟通解释。	
评估冻伤的危险因素	结合冻伤发生的原因，评估老年人日常生活中导致冻伤的危险因素，并记录。	
开展安全指导	告知老年人在日常生活中预防冻伤的注意事项，提高老年人的安全意识。	
整理	整理用物，向老人致谢，离开。	

任务习题

1. 单选题：寒冷季节预防老年人发生冻伤的措施，下述哪项是错误的。（　　　）

    A. 防寒冷

    B. 防潮湿

    C. 适度运动

    D. 饮酒暖身

2. 多选题：寒潮期间，有助于预防老年人发生冻伤的措施有（　　　）。

    A. 穿袜口较紧的袜子以防风保暖

    B. 准备防冻药膏涂抹患处

    C. 温水泡脚促进足部血液循环

    D. 每天坚持较长时间的户外活动以增加身体抗寒能力

3. 思考题：
对糖尿病足患者，冬季应该如何预防冻伤？

任务小结

任务名称	老年人冻伤预防的安全指导	姓名		学号	
学习目的	1. 了解冻伤的概念。 2. 熟悉老年人发生冻伤的危险因素。 3. 掌握老年人冻伤预防的安全指导要点。 4. 能对老年人进行关于预防冻伤的安全指导教育。					
学习内容					
冻伤的概念					
老年人发生冻伤的危险因素					
老年人冻伤预防的安全指导要点					

任 务 实 践

任务名称	老年人冻伤预防的安全指导	姓名		学号	
实践时间		实践地点			
实践要求	结合任务实施流程,开展实践练习。对老年人进行冻伤预防的安全指导。				
实践过程记录					
实践心得体会					
教师评价					

任务 4-2　老年人发生冻伤的应急救护

任务导入

70 岁的曹爷爷，患有高血压，平素爱去公园锻炼。前几天寒潮来袭，但依旧阻挡不了他爱锻炼的心，坚持还像往常一样去公园。今日锻炼完毕回家，他突然发现自己的脚趾头红肿充血、发热、痒、灼痛，这才感觉出问题了。

面对上述情况，你应该采取怎样的应急救护措施？

任务分析

一、不同级别冻伤处理原则

不同级别冻伤的处理原则有所不同，及时正确处理冻伤可帮助预防并减轻其损害，而忽视或错误处理冻伤可能导致严重后果甚至长期并发症。在冻伤处理中，根据冻伤的分级进行正确的处理至关重要。

（1）一度冻伤：一般无须特殊处理，只需保持患处温暖，避免进一步冷暴露即可。
（2）二度冻伤：需先用温水轻柔清洗患处，然后覆盖干净敷料，避免摩擦和压力。
（3）三度冻伤：须紧急就医。
（4）四度冻伤：须紧急就医。

二、冻伤后的应急救护措施

（1）尽快脱离低温环境。一旦出现冻伤，尽快将老人转移到温暖、干燥的环境中，避免继续暴露在寒冷环境中，为其穿上保暖衣物，以防止冻伤加重。
（2）避免二次伤害。冻伤后的皮肤可能已经受损，要注意避免对冻伤部位进行揉搓、按摩或使用热毛巾、热水袋等热敷，以免加重损伤。

（3）温水复温。对于轻度冻伤，可将冻伤部位浸入 37~40 ℃的温水中逐步复温，时间一般为 20~30 分钟。注意水温不要过高，以免引起烫伤。当冻伤皮肤组织略微发红，触之柔软时，则复温完成。复温后，局部皮肤可能变红、刺痛，如疼痛加重或肤色青紫等，应及时就医。

（4）保持冻伤部位清洁：使用温和的肥皂水清洗冻伤部位，去除污垢和残留物。然后用干净的纱布或毛巾轻轻擦干，避免摩擦和损伤皮肤。清洁后可取适量冻疮膏涂于患处，并适当打圈按摩以促进药物吸收。

（5）注意休息和保暖：发生冻伤后要注意休息，保持充足的睡眠。同时，要注意保暖，穿戴合适的衣物，避免再次冻伤。

（6）紧急就医：对于严重的冻伤，如出现水泡、皮肤坏死、感染等情况，应及时就医，接受专业治疗。医生会根据冻伤的程度进行相应的处理，如清创、抗感染、植皮等。

三、常见冻伤处理误区

（1）用较烫的水或近距离烤火复温。冷刺激之后，如果立即用较烫的水或近距离烤火来快速复温，将会使血管迅速扩张，导致冻伤处皮肤血管血液淤滞，进一步加重皮肤受损，同时冻伤后皮肤感觉迟钝，容易导致烫伤（见图 3-4-1）。

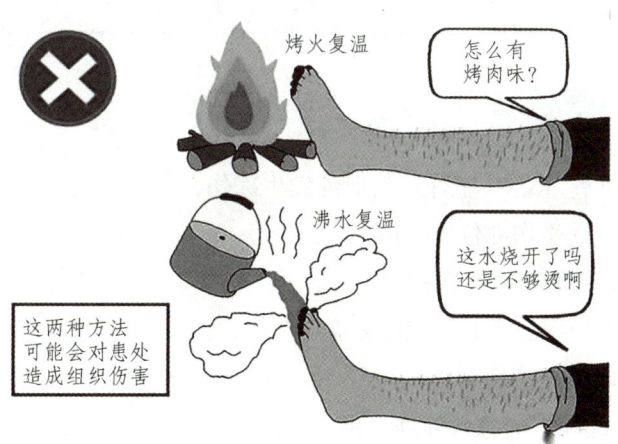

图 3-4-1　错误的冻伤处理方法——烤火/沸水复温

（2）用手抓挠瘙痒处皮肤。发生冻伤后局部皮肤可能出现瘙痒，应避免抓挠局部皮肤，以免感染。

（3）雪搓冻伤处皮肤：当发生冻伤时，用雪搓看似能快速升温，但实际上这种粗暴的摩擦会进一步损伤局部皮肤和组织，可能导致皮肤破溃、感染，甚至引发更严重的并发症。

（4）喝酒取暖：有人说"喝酒取暖"，但大量饮酒反而会造成迅速的失温，血液循环过快导致散热加快，同时醉酒后人的意识容易模糊，增加了发生意外的可能。

任务实施

实施环节	实施要求	注意事项
准备	物品准备：评估记录表、笔、记录本、37~40 ℃温水、热毛巾、冻疮膏、安全宣传手册等。	
	人员准备：着装规范整洁，具备良好的沟通能力，能够与老年人顺畅交流。	
	沟通：与老年人/家属做好沟通解释。	
评估老人冻伤程度	评估老人发生冻伤的局部皮肤情况，并记录。	
复温	根据评估结果，对老人的冻伤部位进行复温，必要时送医。	
涂抹冻疮膏	清洁老人的冻伤部位后，为其涂抹冻疮膏。	
开展安全指导	告知老年人发生冻伤后的注意事项，提高老年人的安全意识。	
整理	整理用物，向老人致谢，离开。	

任务习题

1. 单选题：张爷爷，75岁，室外运动锻炼发生冻伤，以下处理方法正确的是（　　）。

    A. 用热水冲洗受伤部位10分钟

    B. 用高温热毯包裹受伤部位

    C. 将受伤部位用温水轻轻浸泡复温

    D. 用热毛巾揉搓受伤部位

2. 多选题：局部冻伤的急救处理，正确的是（　　）。

    A. 迅速脱离寒冷环境

    B. 用较烫的水快速复温

    C. 救治时严禁雪搓

    D. 用近距离火烤复温

3. 思考题：
老年人日常生活中常见冻伤处理的错误方法有哪些？

任务小结

任务名称	冻伤的应急救护	姓名		学号	
学习目的	1. 了解冻伤的分类及症状。 2. 熟悉常见冻伤处理误区。 3. 掌握冻伤后的正确应急处理方法。 4. 能为发生冻伤的老人采取正确的应急处理措施。 5. 为老年人提供应急救护时，具备人文关怀的职业素养。				
学习内容					
冻伤的分类及症状					
常见冻伤处理误区					
冻伤的应急处理措施					

任务实践

任务名称	冻伤的应急救护	姓名		学号	
实践时间			实践地点		
实践要求	结合任务实施流程,以小组为单位开展实践练习。模拟演练对发生冻伤的老人实施应急救护。				
实践过程记录					
实践心得体会					
教师评价					

任务拓展

1. 拓展案例

寒潮冻人"不冻心",助老服务"有温度"。寒潮来袭,北京某社区居委会展开系列防寒送温暖服务。社区志愿者 24 小时应急待命,让老年群众需求得到快速响应。近日,独居老人刘奶奶电话称,家中的暖气供暖不稳定,社区志愿者放下电话立刻前往刘奶奶家,现场联系业务公司上门检修,并全程帮助刘奶奶排除相关问题,赢得了刘奶奶的连声道赞。寒潮期间,为让高龄老人足不出社区便能吃上一口热饭,社区综合为老服务中心专门设置了"长者食堂",社区不少高龄老人根据预约前来就餐。"真好,我们在家门口也能吃上热饭热菜,这里价格挺实惠,菜品丰富,味道好,在这吃饭还能和老朋友聊聊天,挺好的。"此外,为让老年人了解寒冷季节防寒防冻知识,社区还专门安排志愿者上门开展防寒防冻知识科普,帮助老年人学会在日常生活中防冻伤。

2. 任务要求

认真阅读案例,积极思考并以小组为单位开展以下任务。

(1)思考老年人的常见冻伤风险因素有哪些?如何预防冻伤的发生?

(2)以小组为单位,设计并制作"防冻伤"安全宣传手册。

(3)以小组为单位,深入社区、养老院等为老年人开展"防冻伤"科普宣讲活动。

参考文献

[1] 王伟，李秀珍. 化说生活[M]. 广州：华南理工大学出版社，2022.

[2] 钟华荪. 居家老人安全护理技巧[M]. 北京：人民军医出版社，2012.

[3] 魏骅，陶有福. 社会药房药学服务指南[M]. 合肥：中国科学技术大学出版社，2020.

[4] 张玲娟，张雅丽，皮红英. 实用老年护理全书[M]. 上海：上海科学技术出版社，2019.

[5] 李冬，付敬萍，范华. 中德合作双元制老年护理专业人才培养精品教材老年急危重症护理[M]. 武汉：华中科学技术大学出版社，2021.

[6] 陈仁辉. 现场急救[M]. 厦门：厦门大学出版社，2022.

[7] 成翼娟，王建荣，钱培芬. 护理实践与管理[M]. 南昌：江西科学技术出版社，2015.

[8] 柯俊. 中国居民用药安全指导[M]. 北京：中国医药科技出版社，2020.

[9] 苏磊，潘志国. 家庭急诊自救宝典[M]. 北京：人民军医出版社，2011.

[10] 周欢. 常见急症的处理[M]. 成都：四川大学出版社，2021.